高血圧

変わる 常識　変わらぬ 非常識

臨床高血圧の125年

桑島　巖

NPO法人臨床研究適正評価教育機構 理事長
東京都健康長寿医療センター 顧問

ライフサイエンス出版

序

　2021 年は，イタリアの Riva-Rocci が 1896 年に水銀血圧計を発明してから 125 年目にあたる。遡ること 25 年前，国際高血圧学会は 1996 年をもって高血圧 100 年とすることを宣言し，"A Century of Arterial Hypertension 1896-1996 年" の発行をもって臨床高血圧の発展を祝した。同年，わが国でもライフサイエンス出版から，『臨床高血圧の 100 年—過去からみえてくる未来（藏本築監修，桑島巖，齊藤郁夫編集)』が発行され，日本における臨床高血圧の発展を展望するとともに，日本人の高血圧研究に対する貢献についても記録された。

　それから四半世紀，医学の進歩は加速度的に進歩し，高血圧の分野でも目を見張る新しい発展があった。とくに家庭血圧計の普及，アンジオテンシン II 受容体拮抗薬の登場，そして数多くの大規模臨床試験の発表により高齢者の高血圧治療のあり方について新しい知見が得られた。この間，常識と考えられていた概念が，実はまったく間違いであったことが証明された知見も少なくない。

　臨床高血圧の発展はまさに，"高血圧" は臓器循環を維持するために不可欠な代償作用であるという "常識" への挑戦であった。大規模臨床試験でも高齢者でも厳格な降圧が必要であることが証明されるまでには，何と 120 年の歳月を要したのである。

　本書はあらためて臨床高血圧 100 年の歴史に加えて，それ以降四半世紀の高血圧病学の進展について，臨床高血圧の常識が，どのように変遷して進歩したかについて記録したものである。

　本書では，歴史的な事柄のみでなく最新の情報についても盛り込み，現在そしてこれから高血圧を学びたいと思う医療関係者の方々にもお役にたてるように留意している。

　また，肩肘張った医学書になるのを避けるために，コラム欄やメモ欄にはさまざまなエピソードや情報も盛り込んだ。

　本書が多くの読者の方々の高血圧の理解につながり，明日からの臨床やご自身の健康保持のお役に立てれば望外の喜びである。

桑島　巖

目　次

第 1 〜 11 章はライフサイエンス出版の月刊誌「Therapeutic Research」2020 年 5 〜 11 月号に掲載したものに加筆修正を行い, 第 12 章は書き下ろしです。

カバー・表紙写真：Riva-Rocciの血圧測定装置 (Riva-Rocci S. Un nuovo sfigmomanometro. Gazzetta Medica di Torino. 1896.より引用)

第1章
見えないものの正体を見る
─血圧測定ことはじめ

　高血圧は，人類誕生とともに太古の昔からあったが，昼間の星のように誰もその存在に気づかなかった。突然意識を失う，あるいは急に胸を抑えて苦しみながら命を落とす，そんな死に方を数多くみてきたが，その背後にある見えない高血圧の正体を見るためには何世紀も待たなければならなかった。

　頸や手首に拍動するものがあることは紀元前200年頃に編集された中国最古の医学全書『黄帝内経（こうていだいけい）』に記載されている。漢方医学では触診法は診断の基本手技でもあったし，古代ギリシャ，ローマでも血管拍動と疾患の関係が知られていた。それ以降脈をみて「硬い」とか「乱れている」と表現してきたが，それが可視化されたのはようやく18世紀になってからである。そして，それが実は深刻な病や死と密接に関係があることに気づくのは20世紀に入ってからのことである。

1. 好奇心こそ科学─Halesによるウマの血圧測定

　血液は心臓から拍出されて動脈，静脈を経て心臓に戻るという，現代では誰でもが知っている血液循環説が1628年英国のWilliam Harveyによって唱えられた。当時，この説を素直に受け入れた者はごく少数であった。Harveyは幼少のころから好奇心旺盛で，解剖学と発生学に異常な興味を示し，飼っている動物が死ぬと必ず解剖し，その種類は100種類以上にものぼったという。そして，彼の好奇心の成果は，『動物の心臓ならびに血液の運動に関する解剖学的研究』[1]の出版に結実し，医学に昇華した。

　しかし，この段階ではあくまでも解剖学からの視点にすぎず，循環する血液の動き，すなわち血圧を"見る"までには至らなかった。

　現代の生理学の教科書に掲載されている，横たわったウマの血圧を測定している有名な実験は英国のStephen Halesによって1733年に行われた[2]。動物とはいえ，これが血圧を可視化した最初の研究である。Halesは医師ではなく，本職は生涯牧師であったが，科学，とくに植物学や生理学に強い興味を示し，樹木が樹液をどうやって枝の先まで送るのか，そのメカニズムを知ろうとした。

そこで，まずウマで心臓が頭の先までどのく
らいの圧力で血液を送り出しているのかを確か
めるため，銅管を大腿動脈に挿入し，その先に繋
いだ約2.74メートルのガラス管を直立させて動
脈の圧を測定した（**図1**）[3]。血液が管の中を約
2.5メートルの高さに上昇したことを確認し，収
縮期と拡張期に交互に変動することや，呼吸に
よって拍動のリズムが変化する作用も観察した。

その偉大な業績は，223年後の1956年，心臓
カテーテルの創始者としてノーベル生理学・医
学賞を受賞した西ドイツ（当時）のWerner
Forssmannによって受賞式のスピーチで紹介さ
れるまでは，世間には知られていなかった。
Forssmannは自らの静脈にカテーテルを挿入し，
X線でその先端が右心室に達していることを確

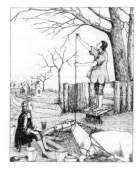

**図1　Halesのウマでの血
圧測定**
生理学の教科書でしばしば
掲載される1941年に医学タイ
ムズ誌のカゾー女史が描いた
想像図（この想像図では銅管
が頸動脈に挿入されている）。
(Editorial. Stephen Hales-father
of hemodynamics. Medical
Times 1944;72:315. より引用)

認した最初の医学者であるが，動物に対して最初に心臓カテーテル法を実
施したのはHalesであると，その功績を称えた[4]。しかし，生身の人間に対
して，血圧を測るたびに大量に出血することを防ぐには間接的な可視化が
必須条件であり，その機器の開発までさらに100年の歳月が必要であった。

2. 動物からヒトへ, そしてベッドサイドへ

ヒトの血圧を道具を用いることで可視化したのが，1834年のJules Hérisson
による脈波計（sphygmograph）の発明である。彼の考えた方法は1本の水
銀柱を橈骨動脈にあてるというだけの非侵襲的
で簡単な方法であったが，ヒポクラテスの昔か
ら行われてきた触診に替わり，血圧を目に見え
るものとした第一歩であった。しかし，脈の速
い動きは解析するには困難であった。その後，
1860年にEtienne Jules Mareyが波形としてグラ
フに記録する方法を発明したことによって脈と
血圧を数学的に解析し，客観性のある医学装置
に進歩させた（**図2**）[5]。

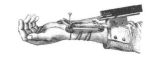

図2　Mareyの脈波型計
橈骨動脈の脈をグラフに波形
として描いた最初の医療器具。
(Marey EJ. La Circulation du
sang a l'etat physiologique et dans
les maladies (Blood circulation in
health and disease). Paris: 1881.
より引用)

　これまでの研究はあくまでも生理学実験の域を出なかったが，これを診療器具として飛躍させたのがウィーンの Samuel Siegfried Karl von Basch とフランスの Pierre Carl Edouard Potain である。Basch は 1880 年に，弾力性のある袋を手首に巻いて，これを橈骨動脈での拍動が消失するまで加圧することで収縮期血圧を測るという新しい方法を発見した。さらに Potain がそれを改良し，sphygmomanometer としてベッドサイドに応用した。この二人は，現在では当たり前になっている病院での血圧測定を導入した先駆者である。

　しかし，装置としては優れていても，実際に診療の場で医療器具として応用するにはさらに小型で簡便に測定できる器具の開発が必要であった。それを可能にしたのがイタリアの Scipione Riva-Rocci とロシアの Nicolai Korotkoff である。

　1896 年に Riva-Rocci が考えた方法は，カフを上腕に巻いて橈骨動脈を圧迫し，カフの圧を下げていく過程で血流が再開するポイントを“収縮期血圧”として捉えるという方法である。器具としては，水銀柱により圧を読み取る圧力計と，ゴム球を握って加圧する腕帯だけであり，つい最近まで医療現場で用いられてきた血圧測定法の原型である（図3）[6]。彼はこの方法を用いて血圧が精神的変動や運動によって大きく変動するものであることを見出し，被検者を心身ともに安静な状態で測定すべきであるという血圧の本質にかかわる知見をすでに記載しているのは注目に値する。国際高血圧学会は，1896 年を“高血圧元年”と定めて，Riva-Rocci の偉業を称えた。

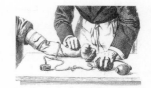

図3　Riva-Rocciの血圧測定装置
BaschとPotainの原理を応用して作製された。腕帯とゴム球，圧力計の三つで構成されている。圧力計は水銀マノメータと金属マノメータの二つがあるが，この図は金属マノメータを使用している。この機器では拡張期血圧は測定できなかった。（Riva-Rocci S. Un nuovo sfigmomanometro. Gazzetta Medica di Torino. 1896.より引用）

　Riva-Rocci の方法ではできなかった拡張期血圧の測定を可能にしたのが，9 年後の 1905 年に Korotkoff が発明した聴診法である。Korotkoff はロシアの外科医で，1898 年にモスクワ大学医学部を卒業し，レジデントとして修行を積んだ後に義和団事件や日露戦争に外科医として派遣されている。その際に外傷を受けた手足の血管を縫合した多くの経験から，血流の再開を確認する方法として“聴診”を考え，それにヒントを得て血圧測定に応用したのである。それについての論文は英訳でわずか 267 語を費やしただけのごく

短いものであったが，『Retrospectroscope：Insight into Medical Discovery』[7]
の著者である Julius H. Comroe Jr. は，この論文を医学に大きく貢献した珠
玉の論文の一つとして称えている。

2013 年に明記された「水俣条約」発効以来，水銀血圧計は現在ほとんど
の医療機関で使用されなくなっている。しかし，Hales 以来約 100 年，腕に
カフを巻いて簡便に測定するという方法で医療に貢献した Riva-Rocci と
Korotkoff の業績はきわめて大きい。

3. 診察室外（Out-of-Office）での血圧を見る
─携帯型自動血圧計と家庭血圧計の開発と実用化

水銀血圧計の登場などで血圧は可視化できた。しかし，それは実は，"垣
間見た"にすぎず，全貌はまだみえていなかった。ヒトの血圧の値は脈拍数，
すなわち 1 日に約 10 万回存在するが，その中の 1 回だけの血圧値は被検者
の血圧を代表するものではなかったのである。医師が診察室で測定した血
圧の値が患者の血圧値であり，診察室外の血圧も同じような値であるとだれ
もが信じていた。しかし，測定するたびに血圧が大きく下がったり，重症
な高血圧の患者が何らかの理由で入院すると血圧がすぐに正常になってしま
うことがよくあることから，診察室の血圧はかなり当てにならないことに気
づく医師も少なくなかった。そして次第に"診察
室の外"での血圧を知る必要があることが認識さ
れるようになった。

1962 年，Remler 社は被検者がみずから手でカフ
を膨らます方式を工夫し，診察室外での普段の血
圧値を知るための機器を開発した[8]。しかし，睡
眠中の血圧は測定できないことや装置が大がかり
になることなどから，実用に供されるには至らな
かった。1966 年，Oxford グループはカテーテルを
直接上腕動脈に挿入して血圧変動を記録するポー
タブルタイプの機器を開発することによって，行
動による血圧変動の実態を明らかにした（**図 4**）[9]。

1970 年代後半になると，マイクロコンピュータ
の普及とともに，聴診法（コロトコフ法）にかわ

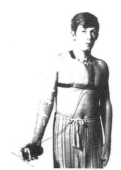

**図4 Oxfordグループが
開発した直接法に
よるポータブル血
圧計**

（Pickering G. High blood
pressure 2nd ed. London: J.
& A. Churchill Ltd.; 1968.よ
り引用）

る振動法（オシロメトリック法）が実用化され，一気に自動血圧計の開発に拍車がかかるようになった。コロトコフ法ではどうしても体動による「測定不能」が多く，実用化のためには，確実性の高いオシロメトリック法の普及が不可欠であったのである。

　自動血圧計の開発は携帯型自動血圧計と，もう一つは家庭用血圧計という二つの方向へ向かうことで，いままで見えなかった普段の生活の場所での血圧値を"見る"という，大きな血圧革命をもたらすことになった。

　携帯型自動血圧計は，折からの宇宙開発競争の中で，宇宙飛行士の身体機能をモニターする医療機器の開発の一環として，1977 年頃から米国のSpacelabs Healthcare 社や Del Mar Avionics 社により開発されたものである。

　Spacelabs Healthcare 社の ABP90207 は，モータによる外気の取り込みによって加圧するという手法で主に海外では研究用に広く使われたが，体動時の測定欠損が難点であった。Del Mar Avionics 社の Pressurometer IV はコロトコフ法のみの測定であるが，心電図の R 波に同期させることで，ノイズを抑えるという工夫がなされた商品が実用化された。

　わが国では 1980 年代半ばからタケダメディカル社が重量 390 g の携帯型自動血圧計 TM2420 を開発し，さらに性能の不安定性を改善し，コロトコフ法に加えてオシロメトリック法も追加した TM2421 を開発した。その後，タケダメディカル社を吸収合併したエー・アンド・デイ社が開発した，身体活動度，温度，気圧などを同時に記録できる機能を追加した 135 g と軽量の機器 TM2441 が広く用いられている。

　1987 年には，日本コーリン社からカフを炭酸ガスボンベで加圧することにより，ポンプ雑音のない重量 780 g の携帯型自動血圧計 ABPM-630 が発売されたことで，一気に実用化が広まった。本製品は，ガスボンベという消耗品が必要であり費用の点で問題があったが，その精度は高いため広く臨床研究で用いられた（**図5**）。

　一方，家庭血圧計に着目して商業化を目指したのが日本企業のオムロン ヘルスケア社，テルモ社などである。わが国の急速な高齢化と，それに伴う健康志向の到来を先読みして，相次いで簡易に操作できる小型で廉価な新製品を開発したことで，家庭血圧計は空前の大ヒット商品となっ

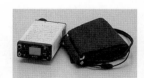

図5　携帯型自動血圧計 ABPM-630
腕帯を膨らませるにはガスボンベが消耗品として必要であったが，研究者の間では広く活用された。
（提供：フクダコーリン株式会社）

た。とくにオムロン ヘルスケア社は，1978年にデジタル血圧計「家庭用デジタル血圧計（HEM-77）」を開発し，1985年にはオシロメトリック式血圧計（HEM-400C，HEM-700C）という小型で廉価の機種を相次いで発売し，わが国の大迫研究など多くの家庭血圧計を用いた臨床研究を支援することでその普及に大きく貢献した。この分野では世界市場を圧倒しており，高血圧を"点から線"に視点を移すことで診察室外血圧（Out-of-Office BP）の実態解明に大いに貢献した。

　自動血圧計は一般家庭で用いる家庭用血圧計と，医療機関で用いる医用血圧計に分類されるが，各社から提供された精度検定情報などは高血圧学会のホームページでみることできる[10]。

4. "脱・水銀"とウェアラブル血圧計

　「水銀に関する水俣条約」が2013年に国連で採択されると一気に脱・水銀の動きが広まり，2021年より水銀血圧計の製造・販売が禁止されることとなった。医療分野でも100年以上用いられた水銀血圧計が診察室から急速に姿を消した。

　替わってわが国の医療現場で用いられるようになったのはエー・アンド・デイ社の水銀レス血圧計（UM-102/UM-102B）と，家庭用自動血圧計（UA-651BLE）である。前者は従来の水銀血圧計と同様にスタンド型で，手動でゴム球を加圧し聴診法で血圧を測定する方式であるが，水銀を使っていないのが特徴である（**図6**）[11]。後者はBluetooth内蔵で，自動的に測定日時や測定値をワイヤレスで送信できる（**図7**）[12]。

　最近，診察室で家庭血圧計を用いて血圧を測定する医師がいるが，少なくとも内科医は使うべきではなく，**図6**で示したような水銀レス電子血圧計を用いるべきである。その理由は，家庭血圧計では無症候性の不整脈，とくに心房細動を見落としてしまう危険性があるからであ

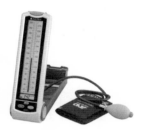

図6　水銀レス血圧計UM-102
（提供：株式会社エー・アンド・デイ）

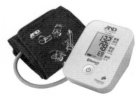

図7　通信機能付き家庭用血圧計UA-651BLE
家庭用上腕式血圧計で，スマートフォン（iPhone，Android）と接続し，アプリ上で血圧データの管理できるものが市販されている。
（提供：株式会社エー・アンド・デイ）

る。さらに，家庭血圧計は拡張期血圧の精度が機器によりバラつくという問題がある。オシロメトリック法では拡張期血圧算出のためのアルゴリズムが製造会社によって異なるからである。少なくとも循環器や高血圧を標榜する医師は，器具まかせにせず聴診，触診により患者の異変を見落とさないようにするべきである。

　近年職場でのストレスに起因する職場高血圧が，働き盛り世代の動脈硬化進展に関与している可能性が指摘されるようになり，いつでも，どこでも血圧が測定できる機器の開発が急がれていた。お

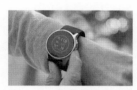

図8　ウェアラブル血圧計 HeartGuide

りからのAIの実用化とあいまって登場したのがウェアラブル血圧計である。米国INDIEGOGO社のBP Doctor wearable BP smartwatchや，わが国のオムロン ヘルスケア社のHeartGuide（**図8**）[13]などが発売されている。後者は基本的に手首の橈骨動脈の脈をオシロメトリック法で感知するが，体動時などの手首での測定のため，精度検定が今後の課題である。

脈拍数，身体活動量，睡眠時間，服薬時間リマインド機能なども搭載されている。重さ115g。血圧は厚さ25mmのカフ幅で測定する。すでに日本の医療機器認証を取得しているが，精度はさらに検討する必要があろう。価格は約8万円と高価である。
（提供：オムロン ヘルスケア株式会社）

　オムロン ヘルスケア社は，米国ニューヨーク市のマウントサイナイ病院と提携して高血圧のオンライン遠隔診療を開始したが，将来的にはわが国でも導入されるかもしれない。

5．血圧の心負荷を把握する―中心血圧という概念

　Riva-Rocciが非観血的な血圧測定法を発明以来1世紀近く，上腕で測定した血圧値が本当の血圧だと誰もが信じてきた。しかし，21世紀に入ると，上腕で測定する血圧と大動脈起始部の血圧（中心血圧）との間には大きな乖離があり，この中心血圧こそが心臓にかかる実際の負荷であるとする研究が相次いで報告されるようになった。この現象は社会の高齢化とは無縁ではなく，高齢者，つまり血管が硬い者ほど中心血圧と末梢血圧との乖離が顕著であることがわかってきた。

　動脈硬化によって血管が硬くなればなるほど，末梢血管からの反射波の戻りが短縮され，心臓から駆出される駆出波に上乗せされる。この増大した血圧こそ中心血圧であり，心臓にとって実際の負担となる。したがって，中心

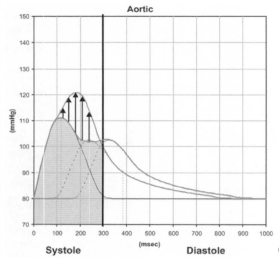

〈反射波の増大は"血管の硬さ"を反映する〉

- 左室負荷の増大に伴い左室重量が増加(LV load)
  - 左室肥大リスクが上昇
- 左室負荷は矢印で示される
- 動脈伸展性低下は腎, 心, 脳への臓器障害とのイベントリスクを反映する。

（図の提供：株式会社エー・アンド・デイ）

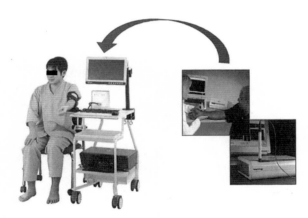

図9　株式会社エー・アンド・デイ製 血圧脈波検査装置 シグモコア XCEL TM-2805
（提供：株式会社エー・アンド・デイ）

　血圧値を知ることは心血管系への本当のリスクを知るうえで重要なマーカーとなる。脈波の駆出波に対する反射波の割合をAI（Augmentation Index）というが，血管が硬いほど，また反射波の戻りが早いほどAIは大きくなる。
　高リスク高血圧患者におけるアムロジピンの心血管イベント抑制効果を，β遮断薬アテノロールと比較したASCOT研究のサブ解析であるASCOT-

CAFE 研究*によると，両薬剤とも上腕での血圧値は有意に低下するが，中心血圧の低下は血管拡張薬であるアムロジピンのほうが大きかった。すなわち血管拡張薬のほうが反射波の低減が大きかったことが，アムロジピン群の心筋梗塞，心血管死予防効果に寄与したと説明している。

　現在，外来で非観血的に中心血圧を測定する装置としてエー・アンド・デイ社のシグモコア XCEL TM-2805（**図 9**）が発売されているが，オムロンヘルスケア社の HEM9000-AI は販売終了となっている。

---

* ASCOT-CAFE：Anglo-Scandinavian Cardiac Outcomes Trial-Conduit Artery Function Evaluation

第2章
高血圧は，生体に "essential（必要不可欠）" が常識だった

1. 高血圧という概念，その始まり

　心臓から血管に押し出された血液の圧力，すなわち"血圧"を測定する方法は試行錯誤のうえ何とか確立したが，生体にとって血圧が果たしてどのような意味をもっているのかについては，しばらくの間だれもわかっていなかった。

　高血圧の病態としての意義を最初に見出したのは，ロンドンのガイ病院の医師 Richard Bright である。彼は生前に蛋白尿があった 100 例を病理解剖し，著しい心肥大と腎臓萎縮があることを見出して，この二つの病理所見を相互にリンクさせるものが，生体の機能異常であることを 1827 年に発表した（ブライト病）[1]。すなわち，狭くなった腎臓の血管を流れた血液が，糸球体で濾過されて尿として体外に排出されるためには，心臓は強い圧力を必要とし，そのために心臓の肥大をきたすのではないかと推定した。つまり Bright は，腎臓の萎縮が腎臓への血流を減少させて，尿量も減る。そうすると尿量を一定に保つために生体は圧を増し，その結果心肥大をもたらすという，代償作用として必要な"圧"を提唱したのである。血圧計が発明される以前のこの

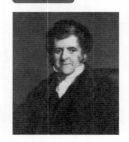

column 1　　腎臓病学の父 Richard Bright

　　腎臓病学の父とも称される。エディンバラ大学で 1813 年医学博士号を受けた後，ロンドンのガイ病院に勤務。同病院ではアジソン病を発見した Thomas Addison やホジキン病で知られる Thomas Hodgkin らが同僚として勤務していた。

　　Bright は 1836 年に，蛋白尿を呈し腎不全で死亡した患者の剖検により，心肥大がみられることを最初に報告した。

Richard Bright (1789〜1858)
(Thomas Joseph Pettigrew. Medical Portrait Gallery vol. 2. 1838. より引用)

時代にあって，ブライト病でいう "圧" は血圧ではなく，生体内の循環の破綻を意味していたようである。

　病理学者でドイツの実験医学の大御所である Traube[2] は Bright の説を支持し，1856 年に，心臓の肥大は腎臓の血管が障害された状態で，なんとか腎臓に血液を送ろうとする自然の代償反応であり，高血圧は老廃物を排泄するという生命にとって重要な作業のためには "絶対必要" なものであると主張した。学会の "大御所" の説が医学の進歩を妨げることは珍しくないが，これは一つの好例である。

　これに対して，1872 年に英国ガイ病院の医師 William Gull は，肉眼的に腎臓病がなくとも血圧は著しく高く，心肥大を伴う例が少なくないことから，腎臓起源ではなく毛細血管の変化が共通の病態であると主張した[3]。また，1915 年同じく英国の Allbutt は，このような心肥大例の高血圧は Bright のいう腎臓病（現在の腎性高血圧）とは異なる，独立した病態であると主張した[4]。現在の本態性高血圧の概念の先駆けといえよう。

　興味深いことにドイツの実験医学と英国の臨床医学という対極にある医学研究はこの頃からすでに始まっていたのである。日本は幸か不幸か，1877 年（明治 10 年）にドイツ医学を取り入れ，今日に至っている。

2.　高血圧は敵か味方か？

　血圧測定法が開発された当初は，血圧が異常に高いことは生体に必要なことと考えられていた。1911 年にドイツの Frank[5] がこのような血圧が高い例を "essentialle（必要な）hypertonie" と命名し，以来この名称が広く使われるようになった。

　高血圧が腎臓病や心肥大の原因になることは，一部の臨床医や保険会社の医師らによって認識されていたが，過剰になると人類の命を脅かす刃に豹変するということが科学的に証明されるには，1950 年以降まで待たなければならなかった。それまでは Frank が名付けたように，高血圧は腎臓や心臓の機能を維持するための代償として，生体にとってなくてはならない "エッセンシャルな高血圧症" と考えられていた。つまり高血圧は細くなった血管に血流を通すために必要な代償作用と考えられていたのである。この考えは 20 世紀前半の約 50 年間，多くの医師を高血圧は人類にとって味方（friend）であり，決して敵（foe）ではないという誤った考えに導くこと

になった。今でも一部の専門家が，高齢者の血圧は高いほうがよいなどと主張しているのは残念なことである。

　また，どの血圧レベルをもって正常と異常の線引きをするかについても議論があった。臨床高血圧学の祖ともいわれる Sir George Pickering [6] は，正常血圧と高血圧との間に線引きすることに一貫して反対し，血圧は連続したものとして記録されるべきであることを主張した。現在でもその考え方は引き継がれ，ガイドラインに示される数値はあくまでも便宜上，任意に定義したものである。その証拠に，大規模臨床試験で新しい発見があるたびにガイドラインでの高血圧の定義が変わっていくのである。

　その "essential" が意味するように，長い間必要不可欠な人類の味方と考えられていた高血圧が実は敵であることが科学的に証明されたのは，1947年に始まった米国のフラミンガム心臓研究の結果が発表されてからのことである。

---

column 2　**二代にわたり臨床高血圧に貢献したPickering親子**

　循環器病に携わる医師であればPickeringという二人の研究者の名前を知らない人はいないであろう。Pickeringは親子二代にわたって臨床高血圧の領域で多大な業績をあげている。父の Sir George Pickering は血圧の長期的な調節にはレニン-アンジオテンシン系が関与していることや，連続血圧記録の分野を開発した偉大な研究者である。その息子の Thomas G. Pickering も父親に劣らない業績を残し，白衣高血圧の命名と仮面高血圧の研究であまりにも有名である。

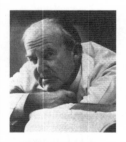

Sir George Pickering（1904〜1980）
ケンブリッジ大学卒業。1939 〜 1956 年にセント・メアリーズ病院部長を勤める。血圧の分布は連続的なものであり，正常と異常の区別はあくまでも任意的な定義であると主張した。動脈圧の連続記録（Oxford 法）の開発は，ABPM（24 時間自動血圧計）の先駆けとなった。
（Pickering G. The nature of essential hypertension. London: J. & A. Churchill Ltd.; 1961. より引用）

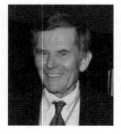

Thomas G. Pickering（1940〜2009）
ケンブリッジ大学卒業。米国コロンビア大学医学部教授。ABPM を用いた血圧の病態に関して多くの業績を残した。とくに white coat hypertension，masked hypertension を世に知らしめた功績は非常に大きい。筆者が 1999 年に米国心臓学会（AHA）のオーラルセッションで non-dipper と心肥大について口頭発表した際の座長であった。
（White WB. Thomas G. Pickering 1940-2009. Hypertension 2009;54:917-8. より引用）

column 3	"本態性"高血圧は誤訳であるが適訳

　本態性高血圧という言葉は，essential hypertension の日本語訳だと思っている医師は多いと思うが，実は違う。エッセンシャルという言葉は化粧品のコマーシャルなどでよく使われているように，"絶対必要な"，を意味する英語である。LONGMAN 英英辞典では，essential は 1. extremely important and necessary，2. most basic element, fundamental と説明されている。日本語訳である本態性高血圧の "本態" という言葉は，広辞苑では 1. 本当の様子，2. "本態性" は原因不明の症状や病気に使う，と記載されている。後者は，むしろ医学英語からの転用である。

　本態性は英語の essential の意味とは違ったニュアンスで，高血圧という病の概念が日本に輸入された時に当時の学者が苦心して考えた造語であるが，"よくわからないが大事な病気" という意味では的を射た誤訳である。

3. 高血圧が脳卒中，心臓病の原因だと気づくまで

1) "今" を知りたい外科医と救急医

　1900 年初頭から血圧測定が臨床に応用され始めたが，その臨床応用は二つの方向で普及していく。一つは救急室や周術期における麻酔科領域で，呼吸数，心拍数，体温などのバイタルサインとしての血圧測定であり，もう一つは将来の生命予後予測因子としての血圧測定である。すなわち，前者は被検者の "今を知る"，後者は "将来を知る" ものとして人類に多大な貢献をもたらすことになるのである。

　Cushing 病の発見者として有名な Harvey Cushing[7] は，ボルチモアのジョンズ・ホプキンズ病院で外科医として活躍していた 1901 年，イタリア旅行で Riva-Rocci と会ってから血圧測定に興味を示し，帰国後ただちに手術中の血圧測定を記録するという，今では麻酔医の常識となっていることを自ら始めた。また同じ頃ボストンのマサチューセッツ総合病院では，救急患者のバイタルサインの一つとして血圧測定を取り入れた。

　これらが血圧の "今を知る" の先駆けである。のちに，同じジョンズ・ホプキンズ大学の専任教授として活躍することになる Theodore Janeway は，1904 年臨床高血圧における総説のなかで，血圧が身体や気分の変化によって変動しやすいことや，手術中の血圧測定が今後麻酔医によってルーチンとされるであろうと予言している[8]。

　その後，同大学やマサチューセッツ総合病院では，救急搬送された患者

のバイタルサインとしての血圧測定がルーティンに行われるようになった。まさに"今"を知るための血圧測定である。

2)"将来"を知りたい保険会社

　一方，"将来を知る"ための手段として血圧測定が非常に重要であることを認識したのが保険会社に勤務する医師たちである。生命保険制度は，1820年頃からヨーロッパを中心に普及し始めた仕組みであるが，保険会社は，保険加入予定者があとどのくらい生きるのかを予測するための「隠れた疾患」の探求方法を模索していた。

　1900年はじめにRiva-RocciやKorotkoffらによって血圧の簡便な測定法が発明されると，生命保険会社の医師たちは血圧により生命を脅かす「隠れた疾患」が予測できることに気づいて，生命保険契約希望者に対する審査の一つとして血圧測定を導入した。米国Northwestern相互生命保険会社の医学部長Fischerは，1907年頃から生命保険加入希望者に対する検査の一つとしていち早く血圧測定を導入し，10年後には蓄積データを解析して，「収縮期血圧が高ければ高いほど，死亡率が上昇する」という現象を見出している[9]。この報告は，30年後の1948年に同じ米国で始まったフラミンガム心臓研究に引き継がれることになり，追跡観察研究の先駆けとなった。

　このように，高血圧を生命予後を脅かす無症状な疾患として捉えるという現在の高血圧診療の基本的考え方は，保険会社の医師らによってもたらされたのである。さらに彼らは，契約者にアルブミン尿の検査を義務づけ，それが陽性であれば契約を拒否したという。なぜならアルブミン尿陽性者は心肥大に関連する腎臓病（当時のブライト病）を患っており，生命が危うい状態であることを彼らは認識していたからである。しかし，高血圧が

---

column 4　　**血圧は，"いのち占い"**

　私がまだ小学生であった1955年頃のある日，父が母に嬉しそうに「今日町内会で，保険に入るために血圧を保険会社から派遣された医者に測ってもらったら，6人のなかで桑島さんの血圧が一番低いから，一番長生きすると言われたよ」と言っていたのを今でも鮮明に覚えている。私もそれを聞いて嬉しかったからかも知れない。40年後に血圧を測ってもらった6人のその後を母に聞いてみると，医師に言われたとおりの順番で死亡し，父が一番長生きで86歳で亡くなった。高血圧が怖いというイメージが現在ほどでなく，また，有効な降圧薬がなかった当時は，まさに血圧測定は星占いならぬ，"いのち占い"だったのである。

脳卒中や心不全などのいわゆる心血管疾患をもたらすことが保険会社の医師らに認識されていたにもかかわらず，一般の臨床医や開業医がこのことを理解し自分の患者の将来予測に役立てるには，さらに長い年月を必要とした。

　こうして，血圧測定の意義は，"今" を知る，"未来" を知る，という二つの方向性をもって現在に引き継がれていくこととなった。

3）ボストン郊外の町でエビデンス作り始まる─フラミンガム心臓研究

　1900年頃から半世紀にわたって欧米で猛威をふるった結核，梅毒などの感染症が抗生物質の発見によって一段落すると，死因の首位の座は心筋梗塞，脳卒中などに取って代わられるようになる。

①大統領の死がきっかけに

　第二次世界大戦が終わると，直接戦禍を被らなかった米国は空前の好景気にわいた。洗濯機，テレビ，車が一気に普及し，ファーストフードが好まれるようになると，運動不足と栄養過多の人が増えるとともに心筋梗塞や脳卒中による死亡が急激に増加してきた。しかし，当時はこれらの動脈硬化による心血管病の原因が何であるかについて正確にはわかっていなかった。

　1945年4月12日，米国民に大きな衝撃が走った。それは世界恐慌をニューディール政策で切り抜け，第二次世界大戦を終結させた立役者である第32代大統領フランクリン・D・ルーズベルトが死去したのである。死因は脳出血だった。死のわずか2ヵ月前の2月4日には，ソ連（現ロシア）のクリミヤ半島の保養地ヤルタ島で戦後処理について英国のチャーチル，ソ連のスターリンと丁々発止のやりとりをしていたというのに。

　大統領の死は，米国民の死因の半数を占めるようになった心臓病と脳卒中の原因を科学的に究明するための，国をあげた壮大なプロジェクトであるフラミンガム心臓研究の引き金となった。フラミンガムはボストン郊外の人口2万8000人ほどの町であるが，1948年9月29日，ここで世界人類の健康増進に大きく貢献する前向きコホート研究が開始された。

　フラミンガム心臓研究は，登録した住民を長期間追跡して，死亡，脳卒中，心筋梗塞などが発症した時点で登録時のデータに遡ってその原因を突き止めるという前向きコホート研究である[10]。研究母体は当初PHS（米国公衆衛生局）であったが，1949年にプロジェクトはNIH（米国国立衛生研究所）の研究

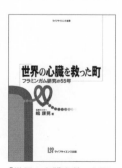

「世界の心臓を救った町：
フラミンガム研究の55年」
（ライフサイエンス出版刊）

●**フランクリン・D・ルーズベルト**

　第 32 代米国大統領ルーズベルトは，死亡する 1 年前に重症の心不全でメリーランド州ベセスダにある国立海軍病院に入院していた。主治医の心臓部長 Bruenn によって記載された病歴[11]によると，血圧は 55 歳のときすでに 162/98 mmHg であり，その 1 年後には 188/105 mmHg にまで達していたという。それでも高血圧治療が行われた形跡はなく，もっぱら心不全に対してジギタリスと咳止めのコデインが処方され，安静と食塩制限が指示されていた。

　そのような病状にもかかわらず，1945 年 1 月の大統領就任演説，2 月のヤルタ会談と多忙なスケジュールが続いていた。ヤルタ会談の写真ではルーズベルトには覇気がなく，スターリンに押し切られる会談結果だったという。チャーチルの主治医によると，

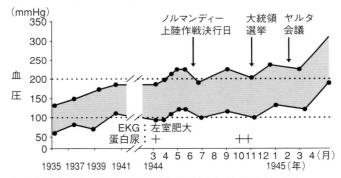

ルーズベルトの血圧経過：1935年から死亡した1945年4月まで
(Messerli FH. This day 50 years ago. N Engl J Med 1995;332: 1038-9. より引用)

部門 NHLBI（国立心肺血液研究所）に移管された。フラミンガム心臓研究は，治療学に不可欠な概念として 40 年後に登場する"EBM（evidence-based medicine）"の第一歩ともいうべきものである。

②"リスク因子"を同定

　登録開始から 10 年が経過すると心血管合併症のデータも蓄積され，その要因が次第に明らかになってきた。今では，高血圧，脂質異常症，糖尿病，肥満，喫煙が心血管合併症の要因であることは常識となっているが，これらを"リスク因子"として科学的根拠に基づいて明瞭に示したのはフラミンガム心臓研究である。しかも，これらの因子が個人に重積（クラスター）することで，心血管合併症の発症が相乗的に上昇することを見出したのはフラミンガム心臓研究の大きな成果である。それまでは高血圧，脂質異常症など症状のない疾患は病気とは認識されず，症状があって初めて病気と

大統領は口をポカンとあけて正面を向いたままで，ほとんど討議には加わらなかったという [12]。もしルーズベルトが元気であれば，北方領土問題は起こっていなかったかもしれない。この頃，血圧は 200/100 mmHg のレベルにまで達していた。ヤルタ会談から帰国後の 4 月 12 日，ジョージア州の別荘で昼食後の読書中に頭痛を訴えると，突然左手が垂れ下がり，意識を失った。呼ばれた主治医は脳出血と診断した。血圧を測ると 300/190 mmHg であり，2 時間後の午後 3 時 35 分に死亡した。享年 63 歳であった。当時は，血圧を下げようにも降圧薬がなかったし，たとえあったとしても下げなかった可能性がある。それは，当時高血圧は薬物治療で下げるべきではないという考えが主流であったからである。血圧が高ければ下げるべし，という考え方が出始めたのは，皮肉にもルーズベルトの死後まもなくであった。

● ウラジミール・レーニンとヨシフ・スターリン

　ソ連（現ロシア）の近代史の主役二人が高血圧による脳卒中で死亡している。1917年に十月革命を成功させ，世界最初の社会主義国ロシア・ソビエト共和国を打ち立てたレーニンは，死亡する 2 年前の 1922 年 5 月と 11 月に 2 回の脳卒中発作を起こし，右上下肢の完全麻痺と言語障害を残しているがなんとか党大会に出席している。1923 年 4 度目の発作のあとは再起不能となり，翌 1924 年 1 月 21 日に脳卒中のため 54 歳で死亡した [13]。レーニンは自ら幹部として引き立ててきたスターリンを嫌うようになっており，遺書に「スターリンは粗暴過ぎて，国家の指導者には向かない」と口述筆記させている。レーニンがもう少し長生きすれば数百万人といわれるスターリンによる大虐殺はなかったかもしれない。そのスターリンも 1953 年 3 月，やはり同じ脳卒中で倒れ，右片麻痺と言語障害を発症し，数日後に 74 歳で死亡している。彼は多くの医師や知識人を粛清して収監していたため，集められた医師たちは初めてみる患者にとまどいながらも蛭に血を吸わせ，酸素吸入とハッカとカフェインを飲ませたという。剖検で左の大脳出血が確認された [14]。

認識されるのが社会常識であったが，フラミンガム心臓研究はその考え方を一変させたのである（**図1**）。

　収縮期血圧の重要性を最初に示したのもフラミンガム心臓研究である。以前は収縮期血圧の上昇は加齢に伴う生理的な現象であり，高齢者では正常のことと受け止められていたが，フラミンガム心臓研究では収縮期血圧が 120 mmHg を起点として上昇するにしたがい脳卒中や心筋梗塞の発症が右肩上がりに増えていくことを見出し，収縮期血圧 120 mmHg を optimal blood pressure（至適血圧）とした（**図2**）[15]。つまり収縮期血圧 120 mmHg 未満が血管に対して負担の少ない血圧レベルであることを示したのである。

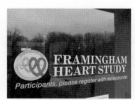

図1　フラミンガム心臓研究のシンボル
［循環器疫学サイト epi-c.jp（エピック・ジェイピー）http://epi-c.jp/ より引用］

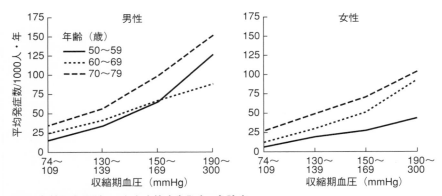

図2　収縮期血圧別にみた心血管疾患発症の危険度
(Kannel WB. Historic perspectives on the relative contributions of diastolic and systolic blood pressure elevation to cardiovascular risk profile. Am Heart J 1999;138(3 part 2):S205-10. より引用)

　その後時代が進むにつれて開発された CT，MRI，PET，超音波検査などの新しい診断機器をフラミンガム心臓研究では速やかに導入し，最近では認知症，フレイル，心房細動といった高齢化社会に登場した新しい疾患概念にも対応してその要因を探り続けている。

　フラミンガム心臓研究によって，喫煙のほか肥満，高血圧，糖尿病，高コレステロール血症など，いわゆる生活習慣病が心筋梗塞などの動脈硬化性疾患のリスク因子であることが判明すると，1971 年には禁煙や体重減少といった介入によって心筋梗塞が減少するか否かを検証するため，男性のみを対象とした MRFIT 研究 [16] という介入試験が米国で始まった。

4）疫学研究が日本でも —久山町研究

　今から 40 年ほど前までは，日本人の疾病構造として脳卒中，なかでも脳出血が米国に比べて非常に多いという特徴があった。そこで日本人特有の病態をふまえた，わが国独自の実態調査の必要があった。そのようななか，1961 年に九州大学第二内科（故 勝木馬之助教授）の主導によって開始されたコホート研究が，有名な久山町研究である（**図3**）[17]。現在まで 5 代の教授にわたり継承されている。久山町は人口 8 千人ほどの福岡市郊外の静かなベッドタウンである。CT や MRI のなかった当時，剖検という確実な手段を用いて日本人における脳卒中の実態解明を目的として始まったのである。1962 年から 1969 年まで米国 NIH から総額 22 万 9000 ドルの研究費を取得している。

　久山町研究の最大の特徴は剖検率の高さと，90％以上という追跡率の高

さである。また，5 年ごとに 40 歳以上の住民を新
しく調査対象に加えており，糖尿病，脂質異常症
といった生活習慣の危険因子，遺伝子解析なども
研究対象として成果をあげ続けている。

　これまでに久山町研究で得られた成果は，それ
までの死亡診断書による統計データと異なり，虚
血性脳血管障害（脳血栓，脳梗塞）が脳実質内出
血よりも高頻度であり，クモ膜下出血はさらに少
ないことを明らかにしたことである。高血圧治療
の普及により脳卒中は減少し，なかでも脳出血死
亡例の減少効果は 40 ～ 59 歳で高く，脳梗塞の減
少効果は 60 歳以上で高いことが逐次的な追跡に
より判明した。また，白人と比べて心筋梗塞の頻
度は低いが，脳卒中の頻度は圧倒的に高いことも
明らかになり，欧米との違いを明確にした。Cox
比例ハザードモデルで 20 年間の生存率曲線を描
いてみると，登録時の随時血圧が高いほど生存率
が低下することも見出した。

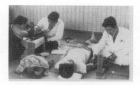

**図3　九州大学の医師らに
よる久山町民の血圧
測定**
（祢津加奈子．剖検率100％の
町：九州大学久山町研究室と
の40年．ライフサイエンス出版；
2001．より引用）

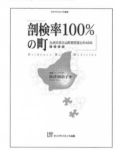

5）家庭血圧計を用いた疫学追跡研究 ― 大迫研究

　岩手県の大迫町は宮沢賢治で有名な花巻市に
属し，人口約 5500 人の地区である（**図4**）。その
大迫町で一般住民を対象に，家庭血圧と 24 時間
携帯型自動血圧計を用いた疫学研究が，1986 年
に東北大学 今井 潤教授の主導により開始された。

　家庭血圧の疫学研究では基準値となる明確な
データがなかったが，大迫研究や HOMED-BP
研究*が世界の先陣をきって行われ，基準値とな
る数値を導き出した。その基準値は，1997 年米
国合同委員会勧告，1999 年 WHO/ISH 高血圧ガイドライン，2003 年 ESH/
ESC 高血圧ガイドラインにおいて引用されている。

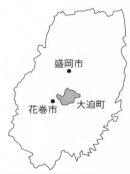

図4　岩手県大迫町

---

* HOMED-BP：Hypertension Objective Treatment Based on Measurement by Electrical
Devices of Blood Pressure

第3章
高血圧発症の成因を求めて

　本態性高血圧の成因をめぐって，その概念が成立して以来膨大な基礎研究がなされてきたが，120年たった現在でも決定的な要因は特定できていない。おそらく単一の要因では説明できず，遺伝因子に加えてさまざまな生存環境に適合するための神経性・体液性因子，血行動態など多くの要因が複雑に絡み合って高血圧を発症すると考えられている。さらに近年では加齢も無視できない要因になっている。

　本章では，そのなかで発症要因としての関与がもっとも強いといわれるレニン-アンジオテンシン系，食塩そして神経調節因子について歴史的経緯もふまえて概説してみたい。

1. レニン-アンジオテンシン系の研究

　Riva-Rocci が血圧計を考案した 1896 年からわずか2年後に，高血圧の原因を探る基礎研究が始まった。スウェーデンのカロリンスカ研究所の生理学者 Robert Tigerstedt は，1898 年にウサギの腎臓から抽出した物質に昇圧作用があることを見出し，この物質をレニン（renin）と命名した[1]。彼はBrown-Sequard が提唱した「生体は，特別な臓器から血中に放出された特殊な物質によって機能している」という仮説，今でいう内分泌学に触発されて，腎臓抽出物の研究に取り組んだ。しかしその後，レニンに関する研究は，Tigerstedt 本人による継続研究も行われず，36 年後に Goldblatt らの論文が発表されるまではまったく注目されなかった。

1) Goldblatt 犬の誕生

　高血圧が腎臓病に起因するという Bright の仮説を証明するため，いくつかの実験研究が行われたが，信頼できる決定的なものはなかった。1934 年，Harry Goldblatt は高血圧患者の剖検腎では，腎臓の動脈が狭くなっていることにヒントを得て，腎動脈を結紮したイヌの実験モデルを作製し，ほぼ全例で高血圧が発症し，再現性もあることを確認した。この腎血管性高血圧実験モデルは "Goldblatt 犬" と称され，その後，高血圧におけるレニン-アンジオテンシン（RA）系の関与についての研究と高血圧抑制薬の開発に大きく貢献することになる。しかし，当時の学会ではこの発見の重要性に

気づかず，Goldblatt が最初に投稿した American Heart Journal では却下され，Journal of Experimental Medicine に掲載された[2]。

2) 話し合いで"アンジオテンシン"と命名

　Goldblatt が報告した頃からレニンの研究は堰を切ったように行われるようになり，なかでも米国のクリーブランドクリニックは実験データを相次いで発表し，一躍高血圧研究のメッカとなった。1939 年，同クリニックの Irvine H. Page は昇圧作用があるのはレニンそのものではなく，レニンを基質として生成された物質であることを見出し"angiotonin"と名づけた[3]。また，アルゼンチンの Braun-Menéndez は，留学先の英国から帰国してブエノスアイレス大学生理学研究所に復帰し，所長が行っていた昇圧物質の研究に興味をもち，猛烈な勢いで研究成果を発表していた。そして Page とほぼ同時期に同様の物質を発見し[4]，"hypertensin"と名づけていたため，二人の話し合いの結果"angiotensin（アンジオテンシン）"という名称で落ち着いた。

　世界で初めてヒト・アンジオテンシンの単離に成功した荒川規矩男福岡大学名誉教授によると，Page らの angiotonin に関する論文は，その後相次いで誤りであることが判明したが，Braun-Menéndez の論文は今日の RA 系研

---

column 1　**RA系の解明に偉業をなしとげた3人の医学者**

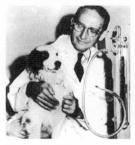

**Harry Goldblatt
（1891〜1977）**
腎動脈結紮により高血圧実験モデル動物を作製した。
（A century of arterial hypertension, 1896-1996. Nicolas Postel-Vinay ed. NewYork : Wiley; 1997. より引用）

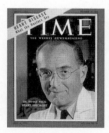

**TIMEの表紙を飾った Irvine H. Page
（1901〜1991）**
アンジオテンシン研究を牽引し，日本からの留学生を受け入れた米国の偉人。
（http://content.time.com/time/covers/0,16641,19551031,00.html より引用）

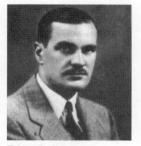

**Eduardo Braun-Menéndez
（1903〜1959）**
アンジオテンシンを発見したアルゼンチンの研究者。
（Diego Abad de Santillán. Historia Argentina. Buenos Aires, Argentina: 1971. より引用）

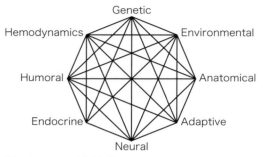

図1　Pageのモザイク説
（Harrison DG. The mosaic theory revisited: common molecular mechanisms coordinating diverse organ and cellular events in hypertension. J Am Soc Hypertens 2013;7:68-74. より引用）

究の礎として残ったという[5]。Page は，その研究論文の多くは否定されたものの，高血圧の成因論としてモザイク説（**図1**）[6]を提唱し，1945年には基金を募って高血圧研究会（High Blood Pressure Research［HBPR］Council）の土台を立ち上げるなど高血圧研究に大きく貢献した。

3）レニン-アンジオテンシン系の解明に向けて

さらに1954年，同じクリーブランドクリニックの Leonard T. Skeggs はアンジオテンシンI とII を単離同定することに成功し[7]，かつアンジオテンシン変換酵素（ACE）を発見するなど，RA系の全貌を生化学レベルで明らかにした。ACE の特異的な作用が発見されたのは，ブラジキニン（BK）の分解酵素（キニナーゼII）が ACE と同じ酵素であることが判明してからのことである。

---

column 2 | **その場しのぎで発生したレニン-アンジオテンシン（RA）系**

数々の病のなかには，人類の進化の途中で生き延びるためにその場しのぎとして発生したものが少なくない。たとえば2型糖尿病は，元来飢餓に備えてエネルギーを保存するための機構であるが，飽食の時代になり余分なエネルギーを蓄えることでカロリー過多となったとされている。

RA系の発生に関しても，約3億6千万年前の石炭紀に生物が海から陸に上がってきたことに始まる。海水の中ではナトリウムの補充が容易であったが，陸上ではそれが困難になったため，RA系というナトリウム補充システムが必要になった。そして，体内で必要最小限のナトリウムを摂取するようになったのであるが，人間社会が熟成して調味料としての塩分摂取が増えてくると，元来生きるためのその場しのぎで発達したRA系は，邪魔者どころか高血圧と動脈硬化をもたらす悪役でしかなくなった。

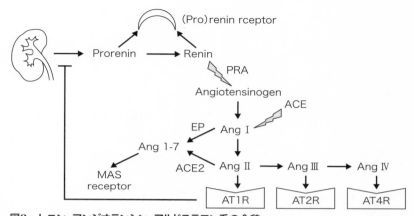

図2　レニン-アンジオテンシン-アルドステロン系の全貌
（Kaplan NM, et al. Kaplan's Clinical Hypertension. 11th ed. Wolters Kluwer / LWW; 2015.p.80. より引用）

　1965 年，Ferreira は，蛇毒中から BK の血管拡張作用を増強させる BPF（bradykinin-potentiating factor）を分離することに成功した[8]。

　同じ時期にミシガン大学の Jerome W. Conn は，脱力感と四肢麻痺を訴える高血圧の 34 歳の女性を診察した。ナトリウム濃度が血中では高く，汗と唾液では低いことから，当時発見されたばかりの副腎のミネラルコルチコイドの過剰産生を疑った。開腹手術によって右副腎に腫瘍が見つかり，その摘出ですべての症状が改善した。1955 年，彼はこの疾患を原発性アルドステロン症と名づけた[9]（p.120 参照）。

　1958 年に当時チバ社の研究所にいた Gross は，アンジオテンシン II がアルドステロン分泌を促進していることを発見し，アルドステロンはアンジオテンシン II がコントロールしていると主張した[10]。そして 1960 年に Laragh らは，実際にアンジオテンシン II がアルドステロンの分泌を刺激することを確認し[11]，ついにレニン-アンジオテンシン-アルドステロン（RAA）の全貌が明らかになった（**図2**）[12]。

　当時のクリーブランドクリニックには Page の他にもアンジオテンシン II 受容体拮抗薬（ARB）の元祖となる物質を見つけた F. Merlin Bumpus，降圧薬の薬理作用やセロトニンの研究で有名な Harriet P. Dusan 女史，人工透析装置のパイオニア Willem J. Kolff がいた。また，同じクリーブランド市のマウントサイナイ病院には Harry Goldblatt，VA 病院には Leonard T. Skeggs といった，錚々たる面々が RA 系の研究を競っていた。そしてクリーブランド

では，高血圧の最もレベルの高い研究集会 HBPR Council も定期的に開催されるようになった。クリーブランドは高血圧研究のメッカとして，日本からも尾前照雄，金子好宏，荒川規矩夫，増山善明など，後に HBPR Council をモデルにした1会場制の日本高血圧学会を立ち上げ，わが国の高血圧研究を牽引することになる多くの研究者が留学した。

4）レニン-アンジオテンシン系と血管障害―その解明に日本人が活躍

その後，レニンの研究は米国バンダービルト大学の Victor J. Dzau や稲上正らに引き継がれた。稲上は京都大学を卒業後米国に渡り，バンダービルト大学生化学教室教授として，それまで正体不明で不安定であったレニンの構造と，その作用機構・活性中心の構造の解明や，アンジオテンシン受容体のクローン化，構造研究を通じて細胞肥大・増殖の機構を解明した。日本からの多くの留学生を受け入れた。また，ヒト・レニンの遺伝子解読に成功した村上和雄筑波大学名誉教授も RA 系研究に大きく貢献した。

RA 系の流れはほぼ明らかになっていたが，さらにアンジオテンシン（Ang）

---

memo 1 ┃ **高血圧自然発症ラット（SHR）に心血を注いだ岡本，青木，家森博士**

　高血圧の病態解明や治療薬の開発には動物実験モデルが不可欠である。Goldblatt 犬は腎血管性高血圧モデルであり，必ずしも本態性高血圧のモデルではない。本態性高血圧の発症には遺伝が大きく関与するが，その動物モデルとしては，京都大学岡本耕三博士と青木久三博士が作り上げた高血圧自然発症ラット（Spontaneous Hypertension Rat：SHR）と脳卒中易発症 SHR（Stroke-prone SHR：SHRSP）を超えるものは現在でも存在しない。

　青木博士がラットの血圧を測定していたなかで，血圧が高いラットが1匹いるの

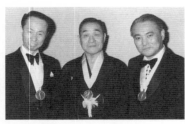

岡本先生（中央），青木先生（左），家森先生（右）
（藏本築［監］，桑島巌，齊藤郁夫［編］．臨床高血圧の100年―過去からみえてくる未来．ライフサイエンス出版；1997．より引用）

に気づき，岡本博士とともにその交配を続け，6代目にはほぼ全例が高血圧になるラットの系統を確立した。また，家森幸男博士も加わり100％脳卒中を発症するラットの系統を確立した。米国の国立衛生研究所（NIH）には SHR，SHRSP が永久保存種として継代されており，世界中の研究者が利用できるようになっている。現在，多数の高血圧治療薬が使用されていて多くの患者がその恩恵を受けているが，その治療薬の開発には天文学的な数の SHR が犠牲になっているのである。

II 以外にも Ang（1-7），Ang III，Ang IV など多様なペプチドがあり，それぞれが生理活性を有していることも明らかになった。また受容体に関しても，AT_1 受容体，AT_2 受容体に加えてレニンと結合するプロレニン受容体も同定されるなど，より詳細な RA 系の研究が進んだ。また RA 系にはこれまで明らかになっていた循環 RA 系以外に脳心腎の血管レベルに存在する組織 RA 系の存在が明らかになり，血管リモデリングに重要な役割をはたすことも明らかになった。

このように RAA 系の全貌が明らかになったことで，これをさらに治療に結びつける研究も同時進行し，ACE 阻害薬や ARB として実を結ぶことになるのである。

2. 食塩と高血圧

今から 100 年前の 1920 年に，Allen らが腎臓のナトリウム排泄機能の低下と高血圧とに関係があるという仮説を立てていた [13]。そして，高血圧が脳卒中，心筋梗塞そして死亡と深く結びついていることを証明したのは，その後世界各地で行われた疫学調査研究であった。

1）疫学研究が教える塩分摂取量と高血圧の関係

1950 年代の日本をみると，脳卒中の発生が全国平均に比べて著しく高かった東北地方の一部の県では，1 日の塩分摂取量が 25 g にも達していた [14]。その後各自治体での減塩指導の普及啓発活動により塩分摂取量はかなり減少し，1996 ～ 1999 年に行われた INTERMAP 研究[*1] [15] での国内 4 地区（北海道，富山，滋賀，和歌山）の調査でも男性平均 12.3 g，女性 10.9 g となった。

国民栄養調査 2017 年版 [16] では，1 日の塩分摂取量は男性 10.8 g，女性 9.1 g まで減少しているが，「健康日本 21」ではこれでも不十分として，厚生労働省が設定した 1 日 8 g を 2022 年までに達成することを目標にしている。

1988 年に国際共同研究 INTERSALT 研究[*2] [17] が世界 32 ヵ国 52 集団での塩分摂取量と血圧の関係をまとめた報告によると，食塩摂取量が約 6 g 高くなると収縮期血圧は 2.2 mmHg 上昇し，かつ加齢による血圧上昇を加速させると報告した。塩分摂取が少ない地方から多い都会に移住した人では血

[*1] INTERMAP : International Study of Macro- and Micronutrients and Blood Pressure
[*2] INTERSALT : International Study on Salt and Blood Pressure

圧も上昇することが明らかになった[18]。

　このように食塩摂取量と高血圧発症の関連が明らかになると，食塩摂取量が多いとどのようにして高血圧を発症するのか，その機序を解明するための研究が行われた。

2) 食塩感受性と非感受性

　1952 年，Meneely がラットに長期間 10%の食塩を与え続けることにより，高血圧と腎硬化症が発症することを見出し，食塩摂取量と血圧上昇には相関関係が認められると報告[19]したことが，この分野の基礎研究の先駆けとなった。1962 年には Dahl ら[20]が，食塩投与で血圧が上昇しやすいラットの作製に成功して，食塩感受性ラットと命名した。以来この動物モデルを用いた実験が加速した。Tobian ら[21]は，食塩感受性ラットの腎臓のナトリウム排泄機能を圧-利尿曲線で検討し，腎臓の灌流圧を上昇させるにつれてナトリウム排泄機能は指数関数的に低下することに気づいた。つまり腎臓

---

column 3　**文明から隔離されているヤノマモ・インディアンでは血圧上昇がみられない**

　人類は本来，食塩は最小限あれば十分であった。しかし，頻繁に食料を探しまわらなければならない狩猟生活から一定の食べ物が保証される農耕生活に移り，さらに貯蔵という智恵を身につけると，より美味なものへの嗜好が芽生えてきたのは当然であった。なかでも塩味はグルメにとって快感となる味覚である。

　狩猟生活を続けるアマゾンの原住民ヤノマモ・インディアンは，1 日あたり 1 mmol と極めて塩分摂取が少なく，彼らの血圧は平均 107/67 mmHg で加齢による血圧上昇もみられなかった[22]。

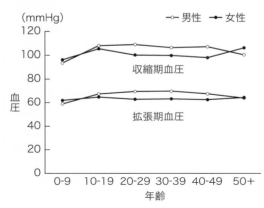

ヤノマモ・インディアンの年齢別血圧
加齢による血圧の上昇はみられない。
（Oliver WJ, et al. Blood Pressure, Sodium Intake, and Sodium Related Hormones in the Yanomamo Indians, a "No-Salt" Culture. Circulation 1975;52:146-51. より引用）

column 4　食塩感受性とエピジェネティック調整（epigenetic modulation）

　日本人や黒人は白人に比べて食塩感受性が高いことからも，食塩感受性は遺伝的要素が高いことが示唆されている。それらの遺伝的要素に加えて塩分摂取，肥満，飢餓，ストレスなどの環境因子が，食塩感受性にかかわる遺伝情報を制御するという "epigenetic modulation" 説が，最近報告注目されている。Fujita らのグループ[23] は，食塩摂取による交感神経受容体刺激が，腎臓でのナトリウムの再吸収を調整する WNK4 遺伝子の転写を制御することで "epigenetic modulation" をもたらすと報告している。また，その epigenetics と高血圧の関係に腸内細菌や抗生物質の関与があるとの興味深い報告もある[24]。高血圧における epigenetic modulation に関しては，オーストラリアの Wise と Charchar による review に詳しい[25]。

のナトリウム排泄機能は血圧，すなわち腎への灌流圧によって調節されているが，食塩抵抗性ラットに比べて食塩感受性ラットのほうが同じ圧に対してナトリウム排泄機能の低下が顕著であった。その原因として，遺伝，交感神経，RA 系などいろいろな仮説が立てられているが，いまだ不明である。

　食塩感受性に対する影響因子は，高レニンに比し低レニンで[26]，白人より黒人で，若年者より高齢者で感受性が高く，減塩に対しての反応が大きい[27]。また，低体重で生まれて成長した成人は食塩感受性が高く，とくに黒人では低体重による腎形成不全が食塩感受性亢進に関与している[28] ことが注目されている。

3）Guyton が教える血圧調節機構

　米国の生理学の泰斗 Guyton は，この腎・体液調節が健全であることが血圧を一定に保つために必須であるという概念を提唱している[29]。すなわち血圧を一定に保つために，圧受容体，中枢神経因子，自律神経，化学受容体，RA 系など生体のさまざまな調整因子が血圧の変動のスピードに応じて作動する。血圧の急激な上昇に対しては中枢神経系や圧受容体が速やかに対応するし，緩やかな上昇に対しては毛細血管レベルでの体液移動や RA 系などが作動するというのである（図3）[30]。RA 系などが内分泌領域からの高血圧発症機序の解明であったのに対して，Guyton は生理学的側面から高血圧発症の機序の解明を試みたのである。

　過剰な塩分摂取→体液量増大→血管内容量の増加→体液調整因子（圧受容体，中枢神経因子など）の作動→心拍出量増大→ autoregulation による血管抵抗増大→腎ナトリウム排泄能力低下→血圧上昇，といった悪循環を招

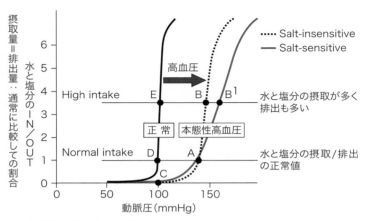

図3 本態性高血圧の圧利尿曲線
（Guyton and Hall Textbook of Medical Physiology, 12th ed. CHAPTER 19. Role of the Kidneys in Long - Term Control of Arterial Pressure and in Hypertension: the integrated system for arterial pressure regulation. Elsevier; 2010. より引用）

くわけである。筆者が一般向けに説明する，いわゆる"パンパン型"高血圧の発症機序である。

　携帯型自動血圧計が普及して 24 時間血圧が測定可能になると，夜間血圧が注目され，その病態と食塩感受性の関連に関心が集まった。とくに non-dipper と呼ばれる夜間の降圧が不十分な例は食塩感受性の症例に多いとの報告や，減塩により夜間血圧が下降したなどの報告もある。non-dipper での夜間血圧非下降の原因の一つとして，夜間における体液貯留説があげられた [31]。

4）なぜ血管壁がむくむのか―細胞膜ナトリウム輸送機構とその異常

　このような塩分過剰説を末梢血管の細胞レベルで説明しようという研究も少なくない。米国の Tobian らは剖検したラットの腎動脈を調べ，中膜と内膜における水分とナトリウムは対照とした正常血圧例に比べて，それぞれ 22%，17% と多く，そのことが末梢血管の血管抵抗を増大させる原因である可能性を指摘した [32]。また，本態性高血圧患者の白血球でもナトリウム濃度が上昇しているとの報告もあり [33]，細胞レベルでのナトリウム調節異常が注目されるようになった。1976 年には細胞膜のナトリウム輸送機構，すなわちウワバイン感受性 Na-K ポンプ，Na-K 共役輸送，Na-Li 逆輸送，透過性に基づく受動輸送に関する研究報告が増え始めた [34]。どの輸送系の関与がもっとも強く高血圧発症に関与しているのか，いまだ結論は得られ

ていないが，遺伝や人種と強い関係がある可能性もあり，興味ある分野ではある。

5）常識への挑戦 —食塩摂取と血圧に「Jカーブ仮説」現る

　塩分摂取を減らせば高血圧は防げると誰もが信じ，日本高血圧学会も1日塩分摂取量は6g未満を目指すとの指針を示している。しかし，その常識に待ったをかける研究が現れ，突如議論が沸騰する。きっかけは，2011年に塩分摂取量と心血管イベントの間には"塩のJカーブ現象"が存在することが，EPOGH研究[*35)]やO'Donnellら[36)]の観察研究で報告され始めたことである。さらに追い打ちをかけたのが，2018年Lancet誌に掲載された

---

column 5　アフリカ系アメリカ人と食塩感受性

　2014年のAHAレポートによると，2005～2010年の米国の高血圧有病率は黒人男性39.9%，女性42.7% vs 白人男性30.3%，女性27.4%で，黒人の高血圧有病率は他の人種に比べて高い[37)]。

　このような米国黒人の高血圧の特徴として①低レニンであること，②サイアザイド系利尿薬に対して良好に反応すること，③食塩感受性であることなどがあげられ，この点では日本人の高血圧と非常に似ている。

　カルフォルニア大学のWilsonは，米国黒人は環境の激変によって食塩をより長期間貯留できるよう遺伝的に体質が変化したものだけが生存した結果として，このような特徴を備えるようになったとの仮説を立てている[38)]。すなわち，16世紀に奴隷貿易でアフリカに住んでいた黒人が，農園や鉱山の労働力として北米や南米に向けて船で大西洋をわたった。到着までの4年間で，酷暑による発汗，粗悪な食料と感染性疾患による下痢，嘔吐のため，何と70%の黒人が命を失ったという。残りの30%の人は，ナトリウムを貯留する食塩感受性という遺伝子を有し，過酷な環境に耐えて生存することができ，現在もその体質が受け継がれているのではないかという仮説である。

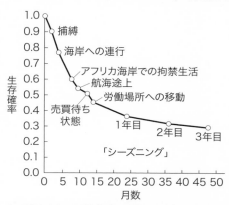

大西洋をまたぐ奴隷貿易におけるサハラ以南のアフリカ人の4年間生存率（Millerの推計に基づく）
(Wilson TW, et al. Biohistory of slavery and blood pressure differences in blacks today. a hypothesis. Hypertension 1991;17:I122 - 8. より引用)

---

*EPOGH：European Project on Gene in Hypertension

PURE 研究[*39)] である。この世界 21 ヵ国を対象として 8.1 年間追跡した大規模疫学観察研究では，食塩摂取量が 1 日 12.7 g 以上の地域では確かに食塩摂取量増加に伴い心血管イベントが増加するが，摂取量が 10.3 g 以下の低摂取地域でもリスクが上昇することが示されたのである。

過度な減塩が RA 系を刺激して臓器障害をもたらす可能性はあるものの，J カーブの関連を認めた報告ではスポット尿を用いていることや，対象に含まれている可能性のある，極度な減塩を強いられている心不全症例による "因果の逆転" も否定できない。

一方，当然ながらこれに対する反論も多い。2013 年にイギリスの He らはランダム化試験のメタ解析から，人種にかかわらず食塩摂取量と血圧との関係は直線的で，1 日摂取量が 6 g 未満の減塩では収縮期血圧が 5.8 mmHg 低下し，さらにそれが脳卒中，心筋梗塞の減少に結びつくと主張した[40)]。また，14 のコホート研究と五つの RCT を解析したメタ解析[41)] では，食塩 5.1 g/ 日未満群のほうがそれ以上の群より脳卒中，冠動脈死が少なかった。また prehypertension を対象に 24 時間蓄尿を測定し，23 〜 26 年間の長期間追跡した Cook らの観察研究では[42)]，食塩摂取量と全死亡との間には直線関係が認められ，J カーブの関係はみられなかったとしている。

この問題はさらに検討を要するかもしれないが，現在のところは塩分摂取量の評価や対象などからみて，1 日 6 g 未満を目指す方向性で間違いはないであろう。

3. 神経調節因子と高血圧

1960 年代になると中枢神経による血圧調節の役割が注目され始めた。そのころすでに確立していた高血圧動物モデル SHR では，交感神経系が亢進していることが明らかにされて以来，中枢神経由来の交感神経亢進と血圧上昇の関連が注目され，研究が進んだ。とくに中枢神経の α アドレナリン受容体を刺激すると血圧が低下することや SHR では視床下部のノルアドレナリン含有量が減少していることなどから，中枢神経が末梢交感神経活性に複雑に影響していることが判明した。

確かに，現在では血圧の短期調節には交感神経系の関与が非常に大きい

＊PURE：Prospective Urban Rural Epidemiology

ことが明らかになっているが，臨床医として交感神経系と血圧変動の関係に最初に着目したのは Julius ら[42]である。彼らは，血圧上昇が交感神経系の興奮によって心収縮力が高まり，hyperdynamic 状態と末梢血管抵抗の上昇をもたらすと指摘した。血行動態の面から高血圧の発症と維持を説明しようと試みたのである。しかし，交感神経の定量的評価は実験的に難しいこともあり，その後は交感神経系の研究対象はもっぱら圧受容体反射異常に移行することになった。

　圧受容体は，頸動脈，大動脈弓，腎動脈にある血管内圧力センサーであるが，この受容体が血圧を調整する仕組みは，2004 年の Lohmeier らの動物モデルでの実験によって証明された[44]。すなわち，血管内の圧力の急激な変化を感じたときに，自律神経求心路を介して延髄狐束核にその情報が送

---

memo 2 **アドレナリンと高峰譲吉**

　アドレナリンの発見は医学にとって二つの意味で画期的なことである。一つは実験室で単離された最初の腺ホルモンであること，そしてもう一つは，運動や精神的な興奮により血管を収縮させて血圧を上昇させる神経インパルスの伝達物質であることである。アドレナリンは，1894 年にイギリスの医師 George Oliver により見出された。Oliver は自分の息子に副腎の抽出液を投与して，自作した器具で橈骨動脈の太さを測ってみたところ，凄い勢いで血管径が縮むのを観察した。さっそく，動物実験を専門とするロンドンの Schäfer 教授に，イヌに副腎抽出物質を注射して確認してもらうよう依頼した。最初は信じられていなかったが，実際に投与してみるとイヌの血圧は測定記録用紙を飛び出すほどの勢いで上昇した[45]。

　これが 1895 年にアドレナリンが発見された経緯である。日本の高峰譲吉は，1900 年にアドレナリンを牛の副腎から抽出して，世界で初めて純粋な結晶化に成功した。彼が最初に居住したシカゴは当時多数の食肉処理場が存在しており，このとき廃棄される家畜の内臓物を用いてアドレナリンの抽出に成功し，世界で初めてホルモンを抽出した例となったのである。

　アドレナリンはショック時の昇圧剤や止血剤として，現在でも広く用いられているが，その名称をめぐっては紆余曲折があり，現在正式には米国ではエピネフリン，日本と欧州ではアドレナリンと呼ばれている。

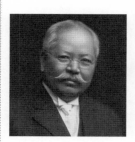

高峰譲吉（1854〜1922）
高峰は世界中で広く使用された胃腸薬タカジアスターゼを開発し，三共（現 第一三共）株式会社の初代社長に就任するなど，多くの事業に関与した。
(Williams Haynes Portrait Collection, Box 14. Science History Institute. Philadelphia.)

られて，介在神経を介して心臓血管中枢の興奮を変化させることで血圧を一定に保つという仕組みである。

　現在，治療抵抗性高血圧に対しての腎除神経や頸動脈刺激法が注目されているが，これらの有効性に関して臨床研究が進んでいる（第9章 p.112 参照）。

　エンドセリンを発見した眞崎知生

　強力な血管収縮作用を有する血管内皮由来のペプチドであるエンドセリンは，新設されたばかりの筑波大学に 1975 年に教授として就任した眞崎知生らの研究グループによって発見されたものである。

　血管内皮から分泌されるエンドセリンは，高血圧，動脈硬化，血管リモデリング，心不全，腎不全，肺高血圧などの血管疾患の病因または悪化因子として深く関連しており，その遮断物質としてのエンドセリン受容体拮抗薬はこれらの疾患の治療薬としての有効性が期待されている。

　眞崎は当時を振り返り，新設大学で研究費を稼がねばという切迫感が，その発見を後押ししたと語っている（藏本築［監］，桑島巖，齊藤郁夫［編］．臨床高血圧の 100 年）。

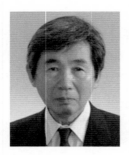

彼は 91 年に京都大学に移籍すると，若手研究者たちを激励して旺盛な研究を続けた。晩年は車椅子生活を余儀なくされたが，教え子たちが顕彰されると必ず会場を訪れ成長を喜んでいたという（日本経済新聞 2020 年 8 月 20 日夕刊）。2020 年 7 月永眠された。享年 85 歳。

眞崎知生（まさき ともお 1934〜2020）
筑波大名誉教授, 京大名誉教授。
（「眞崎知生名誉教授が文化功労賞受賞 2005年11月3日」京都大学
https://www.kyoto-u.ac.jp/static/ja/profile/intro/honor/award_b/
cultural_merit/2005_masaki.htm より引用）

第4章
降圧薬開発の歴史

　降圧薬の歴史はそれほど古いものではなく，1950年初頭に節遮断薬やレセルピンが開発されるまでは降圧薬という言葉さえなかった。それまでは症状がなければ病気ではないというのが一般常識であり，今でいう予防医学や生活習慣病という概念はまったくなかった。脳卒中が起こり半身麻痺や意識障害が現れて，初めて病気と認識され，何らかの治療を施すという程度であった。本章では，高血圧治療の歴史について概説する。

1．降圧薬以前の高血圧治療

　1901年に66歳で没した福沢諭吉は生前2度の脳卒中発作に見舞われているが，1日2回の水蛭療法（ヒルを患部の皮膚に吸いつかせて血液を吸わせる）を受けていたという記録が残っている。故・大島研三（日本大学名誉教授）によれば，戦後しばらくの間，東京大学の門前の薬局にはシャーレに入った蛭が売られていたという[1]。昭和に入ってからも「脳卒中で倒れた患者には，側頭部に水蛭20〜30匹をつけ，吸引せしめる」という記載が内科書に記されていた。また，1回につき200〜300 ccの瀉血療法や人工太陽灯全身照射，X線間脳照射法，炭酸泉浴などの記載もみられるが，まさに苦肉の策であった。

　血圧測定が医師の診断方法の一つとなった昭和初期になると，気分不快や頭痛などの症状があり，かつ血圧が著しく高い場合には，鎮静剤の投与や瀉血が行われていた[2]。この頃になると経験的に減塩，過食などの生活習慣の改善を勧めているが，薬物治療としてはきわめて選択肢が少なく，フェノバルビタールなどの鎮静剤，鎮痙剤が中心である。今ではまったく使われなくなったテオブロミンやパパベリンなどが試みるべき薬剤として掲載されている。

2．降圧薬の黎明期

　米国や日本で降圧薬が登場したのは，1950年代になってからである。まず1952年に薬価承認されたのは，節遮断薬ヘキサメトニウム，次いで交感

神経抑制薬レセルピン，血管拡張薬ヒドララジンである。筆者も研修医の頃に使用経験があるが，いずれも降圧効果はあってもごくわずかであった。鎮静作用のあるレセルピンは，古くから民間療法として使われていたインド蛇木抽出のエキスから単離された薬剤で，1950年後半から1970年前半まで広く処方されていた。降圧作用はわずかながらみられたが，中枢作用に由来する眠気，脱力感，抑うつ状態，自殺企図などの有害事象が多かった。そして，決定的であったのは乳がんとの関係を報じる論文がLancetに掲載されたことであった。数年後に乳がんとの関係は否定されたが，冤罪が晴れたときにはすでにCa拮抗薬，ACE阻害薬の時代になっており，ほとんどレセルピンを使用する医師はいなくなった。しかし，降圧薬の黎明期を飾った薬剤であったことは歴史にとどめておきたい。一方，ヒドララジンは血管拡張薬として，現在も産科医によって妊娠高血圧に対し処方されることがあるが，降圧効果は弱く，一般にはほとんど使われていない。

3. サイアザイド系利尿薬の登場

　サイアザイド系利尿薬は，もともと抗菌薬として開発されたサルファ剤（スルファニルアミドの誘導体アセタゾラミド）の，炭酸脱水酵素阻害薬の研究過程で見出された薬剤である。最初は利尿薬として用いられたが，後に降圧薬として使われるようになった薬剤である。

　わが国では1958年にサイアザイド系利尿薬クロロチアジドが，次いで翌1959年にはヒドロクロロチアジド（ダイクロトライド®）が発売された。1961年には，わが国の利尿薬のなかでもっとも処方されることとなるトリクロルメチアジド（フルイトラン®）が塩野義製薬から発売された。塩野義製薬は高血圧の専門家の勉強会や会合などを積極的に支援し，フルイトランを日本

> **memo 1** ▋ **わが国で初めて高血圧重症度分類を提示した東大3内科基準とは**
>
> 　東京大学の第一，第二，第三内科に所属する高血圧の研究者が，1964年からお茶の水の山の上ホテルに集まり，クリーブランドのPage分類を基に臨床医が使いやすいように高血圧重症度を分類したもの。1967年に完成し，その後17年を経た1984年に血圧と臓器障害を分けた改訂版が発表された。1990年に高血圧学会からガイドラインが発表されるまでの間，日本の高血圧重症度を決める指針となった。

表1　利尿薬一覧　［一般名（商品名）］

ループ利尿薬	フロセミド（ラシックス） トラセミド（ルプラック）
サイアザイド系利尿薬	ヒドロクロロチアジド（ダイクロトライド）〈製造中止〉 トリクロルメチアジド（フルイトラン） ベンチルヒドロクロロチアジド（ベハイド）
サイアザイド系類似利尿薬	クロルタリドン（ハイグロトン）〈製造中止〉 インダパミド（ナトリックス） メフルシド（バイカロン）
抗アルドステロン薬	スピロノラクトン（アルダクトン A） エプレレノン（セララ） エサキセレノン（ミネブロ）

（桑島巖 提供）

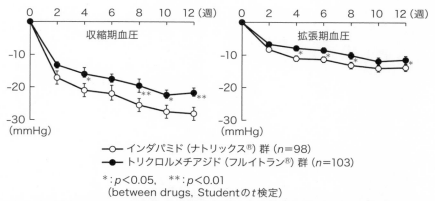

*：$p < 0.05$,　**：$p < 0.01$
（between drugs, Student の t 検定）

図1　インダパミド 2 mg とトリクロルメチアジド 4 mg の降圧効果の比較（日本）
（村上元孝ほか．本態性高血圧症に対する indapamide の臨床効果：多施設協同による trichlormethiazide との二重盲検比較試験の成績．医学のあゆみ 1982;122:1010-30. より引用）

の降圧利尿薬の標準薬にまでに伸ばし，日本での市場を独占した（**表 1**）。

　また 1961 年には，サイアザイド基本骨格の一部である sulfanyl-chlorobenzene を有するクロルタリドン（ハイグロトン®）が発売され，サイアザイド類似薬（非サイアザイド系降圧利尿薬）と呼ばれた。1985 年には同じサイアザイド類似薬としてインダパミド（ナトリックス®）が登場した。サイアザイド類似薬といっても，降圧効果はサイアザイドより強く[3,4]（**図1**）[4]，心血管合併症予防効果も強いことが確認されており[5,6]，米国や欧州での大規模臨床試験の多くは，サイアザイド類似薬が使用されている（**表 2**）。

　サイアザイド系利尿薬の処方量は，Ca 拮抗薬や ACE 阻害薬が登場してか

表2 降圧薬の歴史 （桑島巖 提供）

発売年	一般名(商品名)	種類
1952	ヘキサメトニウム(メトブロミン)	神経節遮断薬
1954	レセルピン(アポプロン)	交感神経抑制薬
	ヒドララジン(アプレゾリン)	血管拡張薬
1958	クロロチアジド(クロトライド)	サイアザイド系利尿薬
1959	ヒドロクロロチアジド(ダイクロトライド)	サイアザイド系利尿薬
1960	トリクロルメチアジド(フルイトラン)	サイアザイド系利尿薬
	グアネチジン(イスメリン)	交感神経抑制薬
1961	クロルタリドン(ハイグロトン)	サイアザイド類似薬
1962	メチルドパ(アルドメット)	中枢作動性交感神経抑制薬
1970	クロニジン(カタプレス)	中枢作動性交感神経抑制薬
1974	ジルチアゼム(ヘルベッサー)	Ca拮抗薬(非ジヒドロピリジン系)
1976	ピンドロール(カルビスケン)	β遮断薬
1978	スピロノラクトン(アルダクトンA)	抗アルドステロン薬
	プロプラノロール(インデラル)	β遮断薬
1981	ブラジシン(ミニプレス)	α遮断薬
1982	ニカルジピン(ペルジピン)	Ca拮抗薬(ジヒドロピリジン系)
1983	カプトプリル(カプトリル)	ACE阻害薬
1984	アテノロール(テノーミン)	β遮断薬
1985	ニフェジピン(アダラートL)	Ca拮抗薬
	グアナベンズ(ワイテンス)	中枢作動性交感神経抑制薬
	インダパミド(ナトリックス)	サイアザイド類似薬

発売年	一般名(商品名)	種類
1986	エナラプリル(レニベース)	ACE阻害薬
1989	ニルバジピン(ニバジール)	Ca拮抗薬
1990	ドキサゾシン(カルデナリン)	α遮断薬
1991	ベニジピン(コニール)	Ca拮抗薬
1993	アムロジピン(アムロジン/ノルバスク)	Ca拮抗薬(長時間作用型)
1994	テモカプリル(エースコール)	ACE阻害薬
1998	ロサルタン(ニューロタン)	ARB
	ペリンドプリル(コバシル)	ACE阻害薬
1999	カンデサルタン(ブロプレス)	ARB
2000	バルサルタン(ディオバン)	ARB
2002	テルミサルタン(ミカルディス)	ARB
2004	オルメサルタン(オルメテック)	ARB
2006	ロサルタン+ヒドロクロロチアジド(プレミネント)	ARB+利尿薬配合錠
2007	エプレレノン(セララ)	抗アルドステロン薬
	厚労省ジェネリック医薬品促進施策を打ち出す	
2008	イルベサルタン(イルベタン)	ARB
2009	以後ミコンビ、エカードなどARB+利尿薬配合錠多数発売	
	アリスキレン(ラジレス)	直接的レニン阻害薬
2012	アジルサルタン(アジルバ)	ARB
2014	以後プロプレス、ディオバンなど相次いで特許が切れ、後発品相次ぐ	
2019	エサキセレノン(ミネブロ)	抗アルドステロン薬

---

column 1　　サイアザイド系利尿薬とサイアザイド類似薬―似て非なるもの

　サイアザイド類似薬の代表であるクロルタリドンは，米国の ALLHAT 研究や SHEP 研究などの大規模臨床試験で，Ca 拮抗薬や ACE 阻害薬に劣らない心血管疾患予防に対する有効性が確認されていたにもかかわらず，2008 年 4 月ノバルティスファーマはわが国での発売を突然中止してしまった。中止の理由は明らかにされていないが，同社が新薬の ARB バルサルタンの販売に集中するためではないかと筆者は推測している。

　欧州で行われた 80 歳以上を対象に降圧治療の有用性を証明した HYVET 研究[7]で用いられたのもサイアザイド類似薬インダパミドである。サイアザイド類似薬のほうがサイアザイド系利尿薬に比べて降圧効果かつ心血管合併症抑制効果が強い。英国のガイドライン NICE *には，「利尿薬を開始するか，利尿薬に変更する場合には，ベンドロフルメチアジドやヒドロクロロチアジドなどのサイアザイド系利尿薬よりも，クロルタリドンやインダパミドなどのサイアザイド類似薬のほうが望ましい。」と記載されている。

* NICE：National Institute for Health and Care Excellence

ら急激に減少したが，ヒドロクロロチアジドは ARB との配合薬として息を吹き返した。利尿降圧薬は，米国の SHEP 研究[*1] [8]，ALLHAT 研究[*2] [9]，SPRINT 研究[*3] [10]，欧州の HYVET 研究[*4] [7]など，ほとんどの大規模臨床試験で積極的に用いられており，欧米のガイドラインでも第一選択薬の地位を維持している。用量がかつての 1/2 あるいは 1/4 でも十分な降圧効果があり，かつ血糖値上昇や尿酸値上昇などの副作用も抑制できることが証明され，とくに心不全抑制効果において優れていることが判明している。

4. メチルドパとクロニジン―中枢に作動する特異な降圧薬

　サイアザイド系利尿薬よりやや遅れて登場したのが，交感神経抑制薬のメチルドパ（アルドメット ®）である。末梢血管を拡張することで降圧効果を発揮し，腎機能にも悪影響を与えないという特徴があるが，当時は大規模臨床試験の概念がなく，研究によるエビデンスがないまま今日に至っている。副作用のためサイアザイド系利尿薬が処方できない場合や，単独で降圧が不十分な場合に併用薬として用いられた。当初は交感神経節でカテ

---

*1 SHEP：Systolic Hypertension in the Elderly Program
*2 ALLHAT：Antihypertensive and Lipid-Lowering Treatment to Prevent Heart Attack Trial
*3 SPRINT：Systolic Blood Pressure Intervention Trial
*4 HYVET：Hypertension in the Very Elderly Trial

コラミンの作用をブロックする機序が考えられていたが，後に中枢のα_2ア
ドレナリン受容体を刺激することで末梢の交感神経活動を抑制して降圧を
もたらす機序が明らかになった。しかし，溶血性貧血や肝障害の副作用も
多く，Ca拮抗薬やACE阻害薬が登場すると処方量は激減し，治療抵抗性や
妊娠高血圧以外はほとんど処方されることはなくなった。

クロニジン（カタプレス®），グアナベンズ（ワイテンス®）も，中枢作
動性に延髄のα_2アドレナリン受容体を刺激し，交感神経活性を抑制するこ
とで降圧効果を発揮する薬剤である。しかし，うつ症状，幻覚など精神症
状の有害事象が高率に生じるため現在ではあまり使われなくなったが，治
療抵抗性に対して処方されることがある。

5. β遮断薬—個別的治療の旗手

β遮断薬ほど数奇な運命を辿った薬も珍しい。今でこそβ遮断薬は心筋
梗塞や心不全治療の標準薬として定着しているが，そもそもは高血圧治療
の花形として登場し，心拍数抑制作用や狭心症に対する有効性など，その
特異な降圧作用によって第一選択薬，あるいは降圧利尿薬との併用により，
多くの医師に処方された薬剤である。

β遮断薬で先陣を切ったのは，1976年に登場したピンドロール（カルビスケ
ン®，ブロクリン-L®）で，2年後の1978年にプロプラノロール（インデラル®）
が発売され，80年代になると次々と各社が発売し始めた。筆者が高血圧研
究に従事し始めた頃は，雑誌や講演会などでβ遮断薬の情報が溢れていた。

β遮断薬は，内因性交感神経刺激作用（ISA）の有無，β_1受容体への特
異的選択性の有無，α遮断作用の有無などで細かく分類され，糖尿病など
の合併症の有無などでβ遮断薬の微妙な使い分けができることが，循環器

---

column 2 **β遮断薬は心筋梗塞や心不全に絶対禁忌であった**

β遮断薬の最大の特徴は徐拍作用と陰性変力作用であり，心筋梗塞や心不全の症例で
は絶対禁忌とされていた時代が長く続いた。筆者が卒後3年目頃，同僚の若い担当医
が禁忌であることを知ってか知らずか心筋梗塞例に降圧薬としてβ遮断薬を処方して，
上司の医長が烈火のごとく担当医を叱責していた。しかし，数年後に実は研修医のほう
が正しいことが判明する。今では心筋梗塞や心不全例に不可欠の薬である。

診療や高血圧診療に携わるものの腕の見せ所でもあった。当時，交感神経
受容体における神経伝達の機序の詳細が明らかになったことに学問的興味
をそそられたものである。

　そのβ遮断薬が突如変容したのが 1975 年，Waagstein ら[11] が心不全に対
してβ遮断薬が著効した 7 例を報告したことに始まる。この論文が注目され，
1990 年代になると，β遮断薬が心不全や心筋梗塞患者の生命予後を改善する
という US Carvedilol HF 研究[*1][12]，CIBIS II 研究[*2][13]，MERIT-HF 研究[*3][14]
などの大規模試験の報告が相次いで発表された。日本からも MUCHA 研
究[*4][15] などの大規模臨床試験でβ遮断薬の少量治療が心不全の予後に有用
であることが報告されるようになり，ビソプロロール（メインテート®）と
α遮断作用も有するカルベジロール（アーチスト®）の低用量が心不全治療
薬として保険収載されることになった。このように，心不全や心筋梗塞で
禁忌が一転して適応に変更になったという，きわめて異例の薬剤となった。
なお，ビソプロロール（ビソノテープ®）は，画期的技術によって貼付剤が

開発され，2013 年から本態性高血圧に
保険適用となっている。

　以後，心臓病の治療が，それまでの
"むち打ち療法"から長持ち"温存療
法"へ舵をきることになったのは，大
規模臨床試験による EBM の大きな成
果である（**図 2**）。

　一方，高血圧治療薬としてのβ遮断
薬は，大規模臨床試験により大きなダ
メージを被ることになる。心電図上，
左室肥大を有する高血圧患者において
ARB ロサルタンは，β遮断薬アテノ
ロールに比べて心血管イベント（死亡，
心筋梗塞，脳卒中）の抑制効果が有意

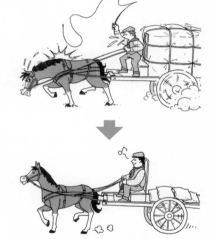

**図2　心臓病治療は"むち打ち療法"から
"温存療法"へ**（桑島巖 提供）

---

*¹ US Carvedilol HF：US Carvedilol Heart Failure
*² CIBIS II：Cardiac Insufficiency Bisoprolol Study II
*³ MERIT-HF：Metoprolol CR/XL Randomised Intervention Trial in Congestive Heart
　Failure
*⁴ MUCHA：Multicenter Carvedilol Heart Failure Dose Assessment

に優れていると発表した大規模臨床試験 LIFE 研究 [16)] が決定的であった。これにより高血圧治療薬としてのβ遮断薬は第一選択薬から外れていくことになった。

　β遮断薬は上記の結果や，単独の降圧効果としては Ca 拮抗薬や ACE 阻害薬/ARB の後塵を拝し，高血圧治療ガイドライン 2014 年版では第一選択薬からは除外されたが，心疾患合併高血圧例では，今なお多くの医師により処方されている。

6. α遮断薬—降圧薬から前立腺肥大治療薬へと転換

　1981 年になるとわが国に初めてα遮断薬プラゾシン（ミニプレス®）が登場し，その後 1985 年にブナゾシン（デタントール®），1989 年テラゾシン（バソメット®），1990 年にはドキサゾジン（カルデナリン®）と相次いで上市された。交感神経末端の平滑筋側 α_1 受容体を遮断することで血管を拡張させ降圧をもたらすとされるが，降圧効果の確実性はやや乏しい。

　現在では，むしろ前立腺肥大による排尿障害合併例で処方されることが多い。起立性低血圧による眩暈，失神があるため，少量からの投与が原則である。降圧薬を服用している場合に，泌尿器科でα遮断薬を処方されると低血圧症状が現れることがあるので注意が必要である。

7. 抗アルドステロン薬（抗ミネラルコルチコイド薬）

　スピロノラクトン（アルダクトンA®）の登場は，1978 年と古く，次いで

2007 年のエプレレノン（セララ®）と続き，2019 年にはエサキセレノン（ミネブロ®）が発売された。いずれも治療抵抗性高血圧の選択薬として用いられることが多い。スピロノラクトン，エプレレノンはそれぞれ RALES 研究[*1] [17)]，EMPHASIS-HF 研究[*2] [18)] などの大規模臨床試験で心不全に対する有用性が確認されており，心不全治療薬としても使用されることが多い。腎臓の遠位尿細管と接合集合管でミネラルコルチコイドに作用し，カリウムの排泄を抑制してナトリウムの排泄を促進することで降圧効果を発揮する。原発性アルドステロン症における副腎過形成例や手術適応とならない例での薬物治療に有効である。

　従来のスピロノラクトンは，女性化乳房といった副作用が難点であったが，エプレレノンやエサキセレノンは黄体ホルモン様の作用が少ないことから女性化乳房の頻度が少ないことが特徴とされる。

8. Ca拮抗薬の登場―安定した降圧でトップに返り咲く

　現在，高血圧治療薬としてわが国でもっとも処方されている Ca 拮抗薬の登場は，1982 年のニカルジピンが最初である。本剤はその 8 年前にすでに山之内製薬（現アステラス製薬）から狭心症治療薬として上市されていたが，降圧薬として処方されることはなかった。しかし，1975 年頃ニフェジピンの降圧効果がにわかに注目を浴びた。村上ら [19)] や筆者ら [20)] が金沢大学や東京都養育院附属病院（現 東京都健康長寿医療センター）から発信した異型狭心症治療薬ニフェジピンの強力な降圧効果が全国に広まったことで，注目された。当初ニフェジピン製剤は，異型狭心症発作に対して冠攣縮を緩める作用の持続時間が 4，5 時間と短いため，持続的な降圧を必要とする高血圧治療薬には向かないとの指摘があった。そこでバイエル薬品は，作用時間の長い製剤の開発に着手し，アダラート L，アダラート CR へと進化させていった。

　Ca 拮抗薬の最大の危機は，米国の Psaty，Furberg らによるバッシングが吹き荒れた時であった。Psaty らは，Ca 拮抗薬使用例は利尿薬使用例に比べて心筋梗塞発症が多いという case-control 試験の結果を報告し [21)]，Furberg らはメタ解析 [22)] から，Ca 拮抗薬の長期投与は心筋梗塞の発症や死

[*1] RALES：Randomized Aldactone Evaluation Study
[*2] EMPHASIS-HF；Eplerenone in Mild Patients Hospitalization and Survival Study in Heart Failure

亡率を増加させると発表したのである。これらの報告は一般メディアでも取り上げられ，センセーションを巻き起こした。しかし，彼らの研究で用いられた Ca 拮抗薬は，その頃すでに使用されなくなっていた短時間作用型のニフェジピンでのデータであった。

その後 Syst-Eur 研究[*1 23)]，STONE 研究[*2 24)] などで，より効果の持続時間が長いニトレンジピンやニフェジピン製剤の高齢者高血圧に対する有用性，および安全性が証明されると，次第にバッシングは収束した。

1993 年には半減期が 36 時間と長時間作用型の Ca 拮抗薬アムロジピン（アムロジン®，ノルバスク®）が登場すると，その降圧効果の確実性と効果持続の長さから，広く処方されるようになった。

Ca 拮抗薬は，化学構造によってジヒドロピリジン（DHP）系とベンゾチアゼピン（BTZ）系，フェニルアルキニルアミン（PAA）系に分類される。わが国で降圧薬として処方可能なのはアムロジピン，ニフェジピン，ニカルジピン，ベニジピンなどの DHP 系と，ジルチアゼム（ヘルベッサー®）の BTZ 系であり，PAA 系のベラパミル（ワソラン®）は高血圧治療薬としては認められていない。BTZ 系は心拍数抑制効果も有するが降圧効果は弱いため，主に冠攣縮性狭心症に処方される。

DHP 系も Ca チャネルの種類によって L（long-lasting）型，N（neural）型，T（transient）型などに分類され，その違いにより心拍数や蛋白尿への影響などに差があるとされる。L 型では，持続性で安定した降圧という点でアム

---

column 3 　**国際シンポジウムで対立したCa拮抗薬の降圧効果―日独伊 vs 英米**

1982 年に西ドイツのベルリンで開催された国際アダラートシンポジウムで，筆者の上司である故・上田慶二先生が発表を行ったが，イギリスの研究者が意地の悪い質問を興奮した口調でまくし立てていたのが思い出される。当時は，Ca 拮抗薬の降圧効果に対してドイツやイタリアは好意的であり，英国や米国は批判的であった。当時の日本は政治的にも医学的にも国際標準に至っておらず，国際学会でも日本からの発表はほんのわずかであった。そのような国からの服用後速やかに血圧が下がる薬剤の発表は半信半疑で，心穏やかではなかったのであろう。とくに英国の製薬会社 ICI ファーマが β 遮断薬プロプラノロール（インデラル®）を発売していたこともあり，発祥の地としてのプライドが許さなかったのかもしれない。

[*1] Syst-Eur：Systolic Hypertension in Europe
[*2] STONE：Shanghai Trial of Nifedipine in the Elderly

ロジピン，降圧効果の強さという点でニフェジピンを凌駕するものはない。また，最近になりアムロジピンが 1 日 10 mg，ニフェジピンが 40 mg を 2 回まで処方可能になり，降圧が格段に容易になったが，その反面下腿浮腫や歯肉炎などの副作用にも注意が必要である。

　アムロジピンの開発当初は，あまりにも長い半減期のため，高齢者での体内蓄積が懸念されたが，筆者が行った 2 週間経時的に測定した血中濃度の検討により，体内貯留は発生しないことが確認された。さらに，安全性についても米国の公的機関が行った信頼性の高い ALLHAT 研究[8] で証明された。

　製薬会社各社はこぞって Ca 拮抗薬の販売に乗り出したが，いずれも効果の持続時間においてアムロジピンを凌駕するものはなく，1998 年にはアムロジピンが降圧薬の中でもっとも多い処方薬となった。

　100 年に及ぶレニン-アンジオテンシン（RA）系の基礎研究がようやく降圧薬として結実した ACE 阻害薬や ARB と異なり，Ca 拮抗薬は臨床から降圧効果が発見されたことから基礎的な研究成果が軽視されがちではある。しかし，実は筋肉の収縮機構にカルシウムイオンが深く関係していることを 1962 年に世界に先駆けて発見したのは，わが国の江橋節郎博士であり，ノーベル賞級の大発見とされる。さらに，東北大学の橋本虎六教授は，1968 年からバイエル薬品の BAY a 1040（ニフェジピン）の薬理作用を研究し[25]，その誕生に大きく貢献したことを忘れてはならない。

　Ca 拮抗薬は，その後一時的には ARB に首位の座を奪われるが，VALUE 研究*[26] で ARB よりも心筋梗塞予防効果に優れていたことや，後に述べる論文不正事件により ARB の処方量は激減し，現在は再び首位の座に返り咲いている。

---

column 4　**後日談 ―重症高血圧に対する有用性論文投稿の紆余曲折**

　ニフェジピンを重症高血圧患者に投与すると，ほぼ例外なく血圧が顕著に低下する情報は，速やかに世界に発信して高血圧治療に難渋している医師に知らせるべきと考えた。そこで，苦労して英文にまとめて英文誌に投稿する準備をしていたところ，バイエル薬品より筆者の上司に，欧州の著名雑誌への投稿をサポートしたいという申し出があり，論文の原稿をわたした。しかし，その後半年ほど連絡がなかったので尋ねたところ，狭心症治療薬として売り出そうとしているため，血圧が下がることを懸念して論文投稿を控えていたことが判明した。すぐに自分たちで日本の英文誌 Jpn Heart J に投稿し掲載されたが[20]，重症高血圧に対する有用性論文としては世界の 3 番目になってしまった。

---

* VALUE：Valsartan Antihypertensive Long-term Use Evaluation

■ **村上教授が世界に先駆けて報告したニフェジピンの降圧効果**

　アダラートの降圧効果の発見は 1970 年の某日，金沢大学の村上元孝教授が，病棟回診の際に 78 歳の女性の三側板（体温，血圧，脈拍数をグラフにしたもの）に目を留めたことに始まる。彼は 160 ～ 180 mmHg 前後であった収縮期血圧が，ある日を境に急激に 130 mmHg 前後に正常化しているのに気づいた。主治医である竹越 襄 医師（後の金沢医科大学学長）が，「狭心症治療薬 BAY a 1040 の治験中の症例です。」と答えると，村上はこの薬は血圧降下薬として使えるのではないか，と助言した。まさに慧眼である。そして，この 1 例を英語論文として日本の英文誌に投稿し，世界第 1 例として掲載された。

　村上はその後金沢大学を退職し，新設された東京都養育院附属病院（現 東京都健康長寿医療センター）に院長として赴任した。当時筆者は，循環器のスタッフとして勤務していたが，治療抵抗性高血圧の症例について村上院長に相談したところ，BAY a 1040 を使うことを助言された。それが当時，治験番号名で呼ばれていたアダラートであった。

　さっそく，治験薬を入手してその症例に投与すると速やかに血圧は 130 mmHg まで低下し，頭痛などの症状も消失した。その後も数例の治療抵抗性の高血圧患者に試してみたところ，例外なく速やかに血圧が下がり，画期的な降圧薬であることを確信した。学会で報告したが反応は冷ややかで，信じがたいという印象であった。

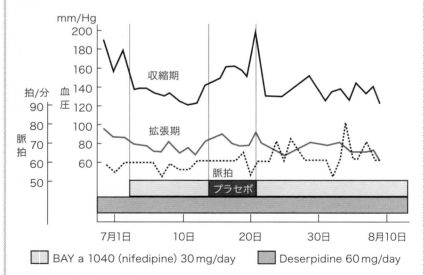

村上らにより世界で初めて報告されたニフェジピンの降圧効果（78歳女性，狭心症例，1972年）

（Murakami M, et al. Antihypertensive effect of (4-2'-nitrophenyl)-2,6-dimethyl-1,4-dihydropyridine-3,5-dicarbonic acid dimethylester (Nifedipine, Bay - a 1040), a new coronary dilator. Jpn Heart J 1972;13:128 - 35. より引用）

9．ACE阻害薬—心保護薬として高い評価

　第 3 章「高血圧発症の成因を求めて」で述べたように，RA 系の研究の歴史は 1898 年の Tigerstedt による腎臓からの昇圧性物質の抽出に始まる[27]。高血圧治療薬の多くは，他の疾患の治療薬として開発される経過の中で，偶然血圧を下げる作用が見つかり降圧薬に転用された。しかし，ACE 阻害薬はまさに最初から血圧を下げる薬剤として研究の王道を歩んだ治療薬であり，トランスレーショナルリサーチあるいは bench to bed が結実して世に出た薬剤であった。

　RA 系をブロックすることで理論的には血圧を下げることができるが，不活化物質アンジオテンシン I から活性化アンジオテンシン II への変換酵素（ACE）をブロックすることで治療薬として成功したのが ACE 阻害薬である。

　ACE に特別な作用がある可能性が出てきたのは，ブラジキニン（BK）の分解酵素であるキニナーゼ II が ACE と同じ酵素であることが明らかになってからである。1965 年 Ferreira は，蛇毒に BK の血管拡張作用を増強させるペプチド因子を見出し，これを bradykinin-potentiating factor（BPF）と呼んだ[28]。BPF を適量使えば蛇毒によるショックを起こさずに血圧を下げられるのではないかという発想から降圧治療薬としての可能性が出てきた。1971 年 Ondetti らは，同じ蛇毒から 6 種類の ACE 阻害ペプチドを分離することに成功し，9 個のアミノ酸からなるプリペプチドであるテプロタイドを合成した[29]。しかし，テプロタイドはペプチド構造のため経口投与ができないので，

---

column 5　毒蛇の智恵，人間の知恵

　毒蛇は，他の動物に噛みついてその血圧を下げてショックを誘発してわが身を守るという防御反応を備えていた。そこで，ショックを起こさせるほどの量でなく，適量の蛇毒を使えばヒトの血圧を下げることができるとの発想が製薬会社から出てきたが，bradykinin–potentiating factor はペプチド構造のため経口投与はできず，実用化はできなかった。しかし，そこはビジネスチャンスを逃すまいとスクイブ社は試行錯誤のうえ，ついに 1977 年に強力な ACE 阻害作用を有するカプトプリル（SQ-14225）を作製することに成功した。カプトプリルは全世界の関心を集め，スクイブ社の株価は急騰した。わが国では三共株式会社が最初にこの薬を発売し，ヒット商品となった。蛇のおかげである。

　後に，カプトプリルには降圧以外に糖尿病腎症の蛋白尿軽減作用や心血管保護作用などの二次的作用もあることが大規模臨床試験で明らかにされていくことになる。

米国のスクイブ社は経口投与可能な ACE 阻害薬の開発研究に取り組んだ。

1977 年 Ondetti ら[30] によって，まずカプトプリルが開発され，それ以降，作用の強度を異にする種々の薬剤が登場した。

わが国でも，米国にならってカプトプリルを 1 日 150 ～ 450 mg といった大量投与の治験が行われた。筆者も治験段階で使用したが強烈な皮膚発疹や味覚症状などが出現する例が多く，とても実用には耐えられないという印象をもった。東京都養育院附属病院（現 東京都健康長寿医療センター）院長の村上元孝先生を班長とした治験委員会は，初期の成績を分析してカプトプリルを 1 日 37.5 ～ 112.5 mg の低用量投与を考案し，十分な降圧と安全性を確認し，現在に至っている。

ACE はアンジオテンシン I のみならず，血管拡張性ペプチド，BK も加水分解するため，ACE 阻害薬はアンジオテンシン II の産生抑制に加えて，BK の不活化阻害によるキニン，プロスタグランジン増強作用が血管拡張作用を増強させる効果を有する。これが，後に上市されることになる ARB との違いである。しかし，このような利点の反面，それが空咳や血管性浮腫といった副作用にも関係しているため，多くの医師にとって処方の足かせになった。また，腎臓の輸出細動脈を拡張して糸球体内圧を下げることによる，直接的な腎保護作用があることが理論的に期待されたが，その後のメタアナリシスでは否定されている。腎機能が中程度から高度に低下した患者では，輸出細動脈の拡張に伴い糸球体内圧が過度に低下し，乏尿などにより腎機能が悪化することも判明した。

ACE 阻害薬は，その後，多くの大規模臨床試験によって心不全の予後改善や臓器保護効果が確認され，心不全の適用も得て需要は拡大した。さらに ACE 阻害薬を一躍注目させたのは，米国から発表された大規模臨床試験 HOPE 研究* [31] によってである。

HOPE 研究（**表3**）[31] は高リスク症例を ACE 阻害薬ラミプリル治療群とプラセボ群にランダム化して観察した結果，血圧には差がなかったにもかかわらず ACE 阻害薬のほうが死亡，心血管死，心筋梗塞などの発生を有意に抑制した。この試験によって降圧を超えた臓器保護効果（beyond BP lowering effect）という言葉が生まれた。

しかし，その 4 年後に行われた，高リスク症例を対象として ACE 阻害薬

---

* HOPE：Heart Outcomes Prevention Evaluation

表3　HOPE研究におけるACE阻害薬（ラミプリル）群とプラセボ群の比較
対象は55歳以上の高リスク 9297例，47%は正常血圧

両群の血圧変化（mmHg）		減少率	P
プラセボ群	一次エンドポイント	−22%	<0.001
治療前　139/79	心血管死	−26%	<0.001
治療後　139/77	心筋梗塞	−20%	<0.001
ACE阻害薬（ラミプリル）群	総死亡	−16%	0.005
治療前　139/79	血管再建術	−15%	0.002
治療後　136/76	突然死	−37%	0.003
両群の降圧度の差	心不全	−23%	<0.001
3/1	糖尿病関連死	−16%	0.03

（Heart Outcomes Prevention Evaluation Study Investigators, et al. Effects of an angiotensinconverting-enzyme inhibitor, ramipril, on cardiovascular events in high-risk patients. N Engl J Med 2000;342:145-53. より作表）

---

memo 4　**臨床高血圧に貢献した二人の日本人**（文献 1 より）

1）空咳の副作用を初めて報告した日本人

　ACE 阻害薬の泣き所である空咳の副作用に気づいて，最初に報告したのは日本の**瀬底正司医師**（前 北千束内科クリニック院長）である。彼によれば，カプトプリルを何かの理由で他の降圧薬に変更して 2 週間後に受診した 67 歳の女性患者から，「先生，ずっと苦しかった咳がやっと止まりました」と告げられたとき，カプトプリルと咳の関係が閃いたという。それまでは，胸部 X 線や血液検査でも炎症らしき所見はなく，鎮咳剤も無効であった。試しに再度カプトプリルを処方してみると咳が再発し，カプトプリルの副作用であることを確信したという。さっそく米国の雑誌に投稿したところ，速やかに採用された[32]。

　金子好宏先生（元 横浜市立大学教授）の日ごろの教え "新しく薬を処方した場合に生じた症状は，すべて新知見であることを念頭に置くべき" が生きたという[1]。

2）ACE阻害薬の蛋白尿抑制効果を発見した日本人

　今では，ACE 阻害薬が糖尿病腎症の微量蛋白尿を抑制することは広く知られているが，その効果にいち早く気づいたのは日本の**田熊淑男博士**（前 JCHO 仙台病院 院長）であった。東北大学から関連病院の仙台社会保険病院（現 JCHO 仙台病院）に派遣されたときに，前任者から引き継いだある患者の蛋白尿が突然減少しているのに気づいた。前任者がクレアチニンが 7 mg/dL の腎不全の糖尿病患者に，禁忌である発売されたばかりのカプトプリルを処方していたのである。この症例をヒントに研究を開始し，その結果が N Engl J Med に掲載され，糖尿病腎症に対する ACE 阻害薬の抑制効果を報告した世界で 1 例目となった[33]。この経験から田熊博士は，「秀才や常識人ばかりでは医学は進歩しないのかもしれない。ただし緻密な観察は必要である」ことを学んだという。

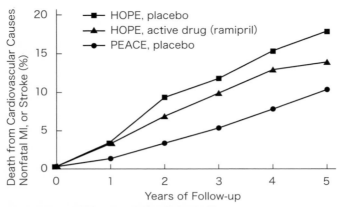

図3　PEACE研究とHOPE研究の結果の比較
HOPE研究における実薬群の心血管イベントリスクは，4年後に発表されたPEACE研究のプラセボ群よりも高いことに注目。4年間でスタチンやアスピリンの併用が普及したことで，プラセボ群でも心血管イベントが起こりにくくなったためと思われる。
（Braunwald E, et al. Angiotensin - converting - enzyme inhibition in stable coronary artery disease. N Engl J Med 2004;351:2058 - 68. より引用）

トランドラプリルとプラセボの予後を比較した PEACE 研究[*1] では，心筋梗塞，心血管死において両群に差がみられなくなった（**図3**）[34)]。さらに，2008 年発表のラミプリルとテルミサルタンの予後を比較した ONTARGET 研究[*2 35)] や，ACE 阻害薬に忍容性のない高リスク症例を対象とした TRANSCEND 研究[*3 36)] においても，ACE 阻害薬の優位性を見出すことはできなかった。

　高リスク症例において ACE 阻害薬の有用性を見出せなくなった最大の理由は，2000 年以降，HMG-CoA 還元酵素阻害薬（スタチン）や抗血小板薬の処方が増え，血行再建術も普及したことである。エビデンスも時代とともに変遷する一つの事例といえよう。

[*1] PEACE：Prevention of Events with Angiotensin Converting Enzyme Inhibition
[*2] ONTARGET：Ongoing Telmisartan Alone and in Combination with Ramipril Global Endpoint Trial
[*3] TRANSCEND：Telmisartan Randomized Assessment Study in ACE Intolerant Subjects with Cardiovascular Disease

第5章
ARB ──狂騒の果てに

1. アンジオテンシンII受容体拮抗薬の光と影

1) 期待を背負って華々しく登場

　レニン-アンジオテンシン（RA）系を受容体レベルでブロックするという，長い間 RA 系の研究に従事してきた研究者たちの夢は，アンジオテンシン II 受容体拮抗薬（ARB*1）という形で実現するが，その開発は，1971 年のサララシン（アンジオテンシン II［AII］アナログ）の発見に始まる。サララシンは AII の受容体に対する特異性が高く，*in vitro* では強い AII 受容体の拮抗薬であるが，ペプチドであるために経口投与ができないという致命的な一面をもっていた。さらに体内での分解が速く，わずかにアゴニスト作用も有していることから治療薬としての開発には限界があった。これらの欠点を克服すべく非ペプチド製剤の開発に各製薬会社がしのぎを削った。

　ARB は AII 1 型（AT1）受容体に特異的に作用して AII を競合的にブロックするため，心拍数に影響せずに血管を拡張して血圧を下げる。

　ACE*2 阻害薬との決定的な違いは，ARB ではキニン系を介さないためにキニンの有する血管拡張作用はもたないという不利な面がある一方，空咳や血管浮腫の副作用を引き起こしにくいという有利な面もある。臨床研究では ACE 阻害薬に忍容性がない症例に対して，ARB に置換することで忍容性が増したという報告がいくつかある。ACE 阻害薬と ARB の降圧効果にはほとんど差がないとされるが，心血管保護作用は ACE 阻害薬に利があるという報告は少なくない。しかし，ACE 阻害薬の大規模臨床試験が行われた時期には，抗血小板薬やスタチン，PCI*3（経皮的冠動脈インターベンション）が一般的ではなかったが，ARB が世に出た 2000 年以降になると循環器系の大規模臨床試験に参加する高リスク例のほとんどで，これらの薬剤や手技が適用されるようになっており，心血管イベントが発生しにくい時代になっているため単純な比較はできない。

---

*1 ARB : Angiotensin II Receptor Blocker
*2 ACE : Angiotensin-Converting Enzyme
*3 PCI : Percutaneous Coronary Intervention

日本で最初に市場に登場したのが，米国メルクの系列会社である萬有製薬（現MSD）が1998年に世に出したロサルタン（ニューロタン®）である。しかし，ロサルタンは降圧効果の持続時間が短いため降圧薬としての評価は高いとはいえなかった。メルク本社としては，心不全治療薬としてすでに循環器領域に定着しているACE阻害薬エナラプリル（レニベース®）の市場を侵犯するのは営業的に得策ではないと判断したのか，むしろ付随作用としての尿酸低下作用を強調する方向で宣伝活動を行っていく。ARBの第2弾は国内最大手の武田薬品工業が開発し，1999年に発売したカンデサルタン（ブロプレス®）である。わが国屈指のMR数と強力な販売力が効を奏して2002年にはロサルタンの売り上げを凌ぐようになり，以後ARB売り上げのトップを維持し続ける。そして2000年に登場したのが，スイスに本社をおくグローバル企業ノバルティスファーマ（以下ノバルティス）が販売するバルサルタン（ディオバン®）である。ノバルティスは，先行のロサルタンやカンデサルタンの売り上げに追いつき追い越すことを目指して，激しい宣伝活動を展開した。

　その後，山之内製薬（現 アステラス）と日本ベーリンガーインゲルハイムからテルミサルタン（ミカルディス®），三共（現 第一三共）からオルメサルタン（オルメテック®），大日本住友製薬と塩野義製薬からイルベサルタン（アバプロ®，イルベタン®）と続き，ARB販売競争は激化の一途を辿った。各社は高血圧専門家と医療系ジャーナル，講演会による宣伝活動を駆使してARBをブロックバスターに仕立て上げたのである。

　そして，ついにARBの処方量は，長年トップを維持してきたCa拮抗薬を上回るまでになった。事実，2型糖尿病で微量蛋白尿を有する症例においてイルベサルタンの腎保護効果を証明したIRMA2研究[*1)]などが発表され始めると，RA系の研究に励んできた研究者，企業関係者の期待はさらに大きく膨らんだ。

2) 暗　　転
　しかし，当初期待されていた"降圧を超える臓器保護作用"や"心房細動の上流治療（upstream therapy）"といった宣伝の謳い文句がその後の信頼性の高い大規模試験によって相次いで否定され，そしてバルサルタンにかかわる一連の大規模臨床試験がいずれも不正に操作されており，論文撤回に

---

* IRMA2：Irbesartan in Patients with Type 2 Diabetes and Microalbuminuria Study

至ったことが明るみに出ると，その処方量は急激に低下してきた。

　また，加齢によって RA 活性が低下し低レニン高血圧が多くなることから，RA 系抑制薬の降圧効果は，Ca 拮抗薬や利尿降圧薬に比べると弱いことも明らかになった。そこで ARB を販売している企業は利尿降圧薬との配合錠などを次々と登場させることで，降圧効果の弱さをカバーする方策に出た。

　しかし，2007 年頃から厚生労働省は，医療費の大幅の拡大に対応するために欧米に倣ってジェネリック医薬品の処方を促進させる方針を明らかにし，これが処方激減に追い打ちをかけ，特許期間を過ぎた ARB のジェネリック製品が相次いで誕生することになった。当初は先発品にこだわる医師も多かったが，一般名処方加算や後発医薬品調剤体制加算など，ジェネリック医薬品使用を促進させる政府の方針もあり，先発品の処方が激減の一途をたどるようになった。しかし，武田薬品工業は先手をうって 2012 年にブロプレス® に替わるアジルサルタン（アジルバ®）を最強の ARB という謳い文句で市場に登場させた。

　ARB が登場してほぼ 20 年，当初期待された「beyond BP（降圧を超えた臓器保護効果）」は，これまでに発表された大規模臨床試験によってことごとく否定された。さらに，販売競争がディオバン事件という日本の医療界を震撼させて，逮捕者まで出るという一大スキャンダルにまで発展したことは，高血圧の世界にとってまさに暗黒の 20 年といわざるをえない。

2. ディオバン事件

　ディオバン事件とは，ノバルティスが発売している ARB バルサルタン（ディオバン®）にかかわる日本の大規模臨床試験のデータが不正に操作されていたことが明るみに出て，同社社員が逮捕され，裁判にまで至るという医療界にとって前代未聞のスキャンダルである。本事件に関しては小著『赤い罠　ディオバン臨床研究不正事件（日本医事新報社）』[2] に詳細に記載してあるが，ここでは事件の概略と顛末について解説したい。

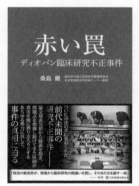

桑島巖．赤い罠：ディオバン臨床研究不正事件．日本医事新報社；2016.

1) 論文発表によりブロックバスターへ

　ノバルティスは，ディオバンをわが国で年間1000億円売り上げるブロックバスターに仕立てるべく，大学医学部を支援する形で五つの大規模臨床研究の経済的支援を行った。五つの研究とは，Jikei Heart Study（慈恵会医科大学）[3]，KYOTO HEART Study（京都府立医科大学）[4]，VART研究[*1]（千葉大学医学部），名古屋ハート研究（名古屋大学医学部），SMART研究[*2]（滋賀医科大学）である。

　ここでは裁判になったKYOTO HEART Studyについて概略を述べる。KYOTO HEART Studyは京都府立大学循環器科のM教授が研究責任者となり，関連病院を受診している患者を対象に，ARBとしてわが国では3番目に登場したディオバンの脳心血管合併症の予防効果を，ARB以外の降圧薬を使用した対照群と比較するランダム化比較試験である。新薬の臨床試験は，本来二重盲検法という医師も被検者も，対照薬か実薬かのどちらの群に割り付けられたかわからない方法で行われるべきであるが，本試験は割り付け群がわかるオープン法（PROBE法[*3]）で行われた点に特徴がある。

　ディオバンを服用した群は対照群に比べて45％も血管合併症が減少するという本試験の結果が，2009年9月にスペインでの欧州心臓病学会の口頭発表と同時に，欧州心臓病学会誌（European Heart Journal）に掲載された（図1）[3,4]。

　筆者は，ディオバン服用群が従来治療群に比べて脳卒中や心筋梗塞発症を45％も抑制するというKYOTO HEART Studyの結果や，39％も抑制するというJikei Heart Studyの結果（図1）[3,4]は，これまでの海外での臨床試験の結果や，筆者自身の経験とは大きく乖離していることに違和感をもった。そして本試験で採用されたPROBE法で行われたことに問題があると考えた。また，本試験では心筋梗塞や脳卒中発症，死亡という客観性のあるエンドポイントには両治療群でまったく差がないのに，狭心症や心不全発症という客観性の乏しいエンドポイントでディオバン群が大きく優位に傾いていたことが，総合的なエンドポイントでディオバン治療群に優位な結果

[*1] VART：Valsartan Amlodipine Randomized Trial
[*2] SMART：Shiga Microalbuminuria Reduction Trial
[*3] PROBE 法：Prospective Randomized Open Blinded-Endpoint
　　主治医と患者はどちらに割り付けられているかわかるが，エンドポイント委員会では遮蔽されている。オープン法の一種。

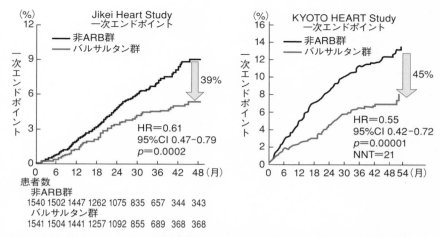

図1　Jikei Heart StudyとKYOTO HEART Studyの一次エンドポイント —バルサルタンと非ARBの複合イベント発生率の比較
(Mochizuki S, et al. Valsartan in a Japanese population with hypertension and other cardiovascular disease〔Jikei Heart Study〕: a randomised, open-label, blinded endpoint morbidity-mortality study. Lancet 2007;369:1431-9.〔Retraction〕, Sawada T, et al. Effects of valsartan on morbidity and mortality in uncontrolled hypertensive patients with high cardiovascular risks: KYOTO HEART Study. Eur Heart J 2009;30:2461-9.〔Retraction〕より引用)

をもたらしたと考えた。すなわち，試験に携わった医師の「ディオバンを勝たせたい」という意図が大きく介入した可能性があり，適正な研究結果ではないと 2009 年に滋賀県大津市で開催された日本高血圧学会のシンポジウムでも指摘した。海外の高血圧専門家も本試験の結果を，「事実にしてはよすぎる」として懐疑的であった。それに対して，わが国の高血圧や心臓病の専門家たちの多くは，批判するどころかノバルティスが主催する講演会や雑誌広告などで本試験の結果を絶賛し，当時の日本高血圧学会の幹部たちも宣伝活動に協力したのである。

　ノバルティスは社員にディオバンのブランドカラーとして"赤"を採用し，営業社員には赤いネクタイ，赤いスーツの着用を義務づけて，全国の医療機関を訪問するという宣伝活動と講演会開催を駆使して，従来の高血圧治療薬に比べて 45％も合併症予防効果があるという結果を宣伝し続けた。その結果，ディオバンは 2010 年には年間売り上げが実に 1400 億円を超えるブロックバスターに成長したのである**（図 2）**[5]。

2) 不正発覚と製薬会社元社員の逮捕，裁判へ

　不正発覚の端緒となったのは，Jikei Heart Study の論文で試験薬群と対照

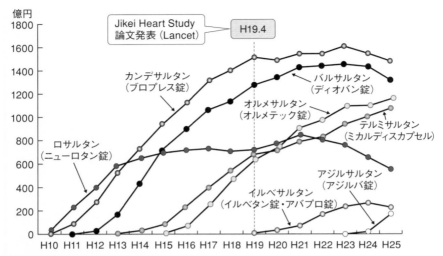

図2　ARBの市場規模（配合剤を含む）の推移
（中央社会保険医療協議会．ディオバン及びその類似薬の薬価と販売額の推移等について．平成26年
9月10日．https://www.mhlw.go.jp/file/05-Shingikai-12404000-Hokenkyoku-Iryouka/0000057385.pdf
［2020年8月6日閲覧］より引用）

---

column 1　　**研究主任M氏の怒り**

　KYOTO HEART Study（KHS）の発表から間もない2009年10月，滋賀県大津市で
開催された第32回日本高血圧学会総会において，シンポジウム「大規模臨床試験を評価
する」が行われ，筆者はシンポジストの一人として「企業/非企業主導研究の報道のあり
方」というテーマで講演を行った。その中でKHSやJikei Heart Studyは，これまでの
国内外の試験に比べて極めて異質であると述べた。総合討論に入るとKHSの主任研究者
M氏が会場のマイクの前に立ち，「世界の一流雑誌で掲載された研究に批判するのは侮辱
である」といきり立った。

　M氏の抗議に勢いを得たのか，日ごろから座談会などでディオバンを賞賛している大
学教授数人がM氏を擁護する意見を発し始めた。なかでも某国立大学の循環器科教授は，
「M氏が怒るのは当然。すべてを否定するのは学問ではない。学ぶべきことを探すことも
重要」と大言壮語した。筆者は，「本研究の異常な結果はPROBE法という客観性に乏し
いエンドポイントに有意差がついていることに起因するのであり，臨床試験の現場に問
題がある」と繰り返し述べた。

　M氏を擁護したこの教授は，数年後にディオバン事件に関連して東京地検の一斉家宅
捜査と執拗な事情聴取を受けることになる。このようなことになるとは，本人も含め会
場の誰一人として予想しなかったであろう。実はこの教授はKHSに大きくかかわった人
物であったのである。ノバルティス元社員逮捕の4年8ヵ月前のことである。

群の血圧値に偶然にはありえない不自然な一致がみられると，京都大学の由井芳樹医師による疑義（Concern）がLancet誌[6]に掲載されたことである。また，KYOTO HEART StudyやVART研究にも血圧値の不自然な一致があることが指摘された。さらにKYOTO HEART Studyのサブ解析の論文において，電解質データに奇妙な点があるとの指摘がなされた[2]。これらのことから，日本循環器学会は調査委員会を立ち上げ，京都府立医科大学に調査を要請したことから事態は急展開したのである。

　調査資料とカルテを照合した外部調査の結果，両者の間には大きな乖離が認められ，ディオバン群に有利になるような改竄がなされていたことが判明したのである。筆者が指摘したPROBE法によるデータの偏りという予測とはまったく異なり，データの不正操作だったのである。また，KYOTO HEART Studyの統計解析にはノバルティス社員が深く関与していたことも明らかになり，利益相反の面からも問題視され，論文不正と企業の関与とが強く疑われた。講演会や医学雑誌などによる大々的な宣伝によって，わが国の医師を欺き，誤った治療法に導いた可能性があることは看過できないこととして，ついに日本医師会と医学会は懸念を露わにした。

　それを受けて，厚生労働省は調査委員会を立ち上げ真相究明に乗り出すこととなった。筆者は日本医師会からの推薦を受けて，委員の一人として5回の調査委員会と5回の関係者への聞き取りのすべてに参加した。委員会ではノバルティス元社員が五つの臨床試験の統計解析に深くかかわっていたことが明らかにされた（図3）。しかし，強制力のない委員会での証言では，証言者の発言に矛盾が多いため実態究明には限界があった。そこで，供述内容に強制力のある法廷での真相究明を求める必要があるとの指摘があり，厚生労働省は薬事法違反の疑いでノバルティスと元社員を東京地裁に告発することに決定した。

　2014年6月，ノバルティス元社員が虚偽広告による薬事法違反の疑いで逮捕されるという，論文不正事件としては異例の事態となった。2015年12月，東京地方裁判所においてノバルティスおよびノバルティス元社員を被告，厚生労働省を原告とする一審裁判が開始された。意図的改竄の有無と，論文改竄が虚偽広告に相当するか否かなどを巡り，以後，1年間で40回に及ぶ公判が行われた。

　また，Jikei Heart Studyでも大学側の調査によって，主任研究者であるM教授がディオバン群に有利になるように，恣意的にイベント発生数を偏っ

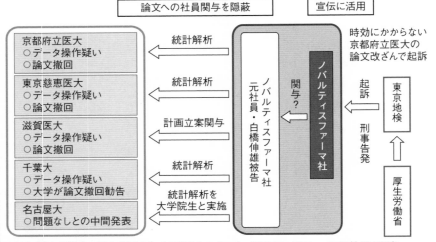

図3　厚生労働省の調査委員会により明らかになったノバルティスファーマ元社員の関与
（桑島巌 提供）

表1　Jikei Heart Studyの一次エンドポイント（イベント発生数）
（桑島巌．赤い罠：ディオバン臨床研究不正事件．日本医事新報社；2016．より引用）

	バルサルタン	非ARB	合　計
全医師	93件	174件	267件
M医師	9件（9.6%）	90件（51.7%）	99件（37.1%）
その他の医師	84件（90.0%）	84件（48.3%）	168件（62.9%）

て報告していたことも明らかになった（**表1**）[2]。また，他の VART 研究，
SMART 研究，名古屋ハート研究でも内容の信憑性に疑義が指摘され，その
後すべての論文が撤回となった。

3)“捏造は認定”しかし“無罪”という奇妙な判決

　検察は，元社員の自宅から押収した USB メモリーから，消去されたデー
タを復元した。そのファイルを詳細に分析すると，web に入力されたデー
タにはなかった 45 例のイベント発生データが発見され，これが解析データ
として用いられたことが判明した。架空データ 45 例の真偽をめぐって検察
側と弁護側で激しい応酬が行われた。

　2017 年 3 月 16 日に被告は無罪とする判決が下された。裁判長はノバルティ
ス元社員が意図的に論文を改竄したことは全面的に認めたが，論文は広告
には該当しないとの考えから法的には無罪と判決したのである。すなわち，

不正は明らかだが法的には無罪という，世間的には理解しがたい結論となったのである。

　裁判長は，わが国における薬事法の立法過程とその時点の法解釈を考慮すると，薬事法 66 条 1 項の規制対象は広義の広告（虚偽または誇大な広告）であるとの解釈を示した。医薬品等の広告の該当性について，① 顧客の購入意欲を昂進させる意図が明確である（顧客誘引性），② 特定医薬品等の商品名が明らかにされていること（特定性），③ 一般人が認知できること（認知性），の 3 要件を満たすものを広義の広告と定義づけている。本件は①と②については該当するが，③の認知性についての記述からみて学術論文自体が一般人や医師の購入意欲，あるいは処方意欲を喚起，昂進させる手段とは言いがたい，と解釈したのである。

　検察側が控訴したことで，本事件は高等裁判所で争われたが，結果は一審と同様に無罪判決が下された。判決理由も一審と同様に，学術論文を記述し雑誌に投稿することは，薬事法 66 条 1 項で制定する広告に該当しないとの解釈である。裁判長が判決の最後に，「医薬品に関して虚偽の情報を研究者に故意に提供して，学術論文を作成，発表させる行為は，その弊害に鑑みて，何らかの規制をする必要があるといえるが，現在の法律で裁くには無理があり，新たな立法措置で対応することが考えられる」と述べたことは印象的であった。

　検察側は 2 審の判決を不服として上告し，ついに事件は最高裁判所で争われることになった。おそらく論文作成が誇大広告に該当するか否かの解釈で争われることになろう。

4）本裁判の解釈とその意義

　本事件において無罪判決は予想外であったものの，被告のノバルティス元社員が論文作成にあたって故意にデータをディオバン群が有利になるように捏造したという検察側の主張を全面的に認めた点では，真相究明を目的として告発した意義があったといえよう。

　しかし，被告による不正操作はあったが“違法ではない”という，一般常識から乖離したこの判決結果を日本中の大勢の医師は納得しがたいであろうが，ここに科学論文を法で裁くことの難しさがある。法解釈では，学術論文を投稿し掲載することは，広告の要素の一つである顧客誘引性とはいえないということである。しかし，実際に企業は自社製品に関する臨床研究に対して奨学寄附金という名目で研究者を支援し，かつ不正操作によっ

て作成された論文の結果を全国の医師向け講演会で宣伝させ，雑誌広告などに掲載したわけであり，医師の処方動機を喚起，昂進させた行為，すなわち顧客誘引性があったことは明らかである。この点で判決が医療界の実情を反映していないと考える医師は筆者だけであろうか。わが国の法の盲点をついた犯罪といえよう。

5）本事件の背景にあるもの

本事件の原因は，医薬品企業および医師の学問に対するモラルの欠如ということにつきる。大規模臨床試験は，EBM（evidence-based medicine）という治療法のもっとも信頼できる手段である。しかし，企業はこれを利用して営利に結びつけようという意図があり，また試験の責任者となった大学教授たちは，大規模臨床試験の実施による企業からの研究費への期待，世界的な医学雑誌への掲載という名誉，医局の一体感など，学術的探究心とはまったく関係のない不純な"メリット"を期待したのである。

事実，ノバルティスはディオバン関連の試験を実行した五つの大学に対して総額11億3000万円という巨額な寄附を行っていたことも判明している。莫大な奨学金を寄付するにあたって，会社としてのスクリーニングや研究の進捗状況のチェックは一切行われず，事業部長あるいは所長の決裁によって寄付がなされたという。

企業，責任医師とも，国民や患者の健康に対する貢献や学術的探究心は二の次，三の次になってしまったことが本事件の最大の原因であろう。

3．"臨床研究法"で不正は根絶できるか？

本事件の結果を受けて，2018年4月から「臨床研究法」が施行された。しかし，本法律は論文不正を罰する法律ではなく，論文不正を防ぐためのプロセスに対する法律である。特に，"種まき試験"と呼ばれる企業支援の登録研究では本法は適応されないなどの盲点がある。"種まき試験"とは，新規治療薬を従来群とのランダム化をせずに，その有効性を比較する方法であるが，不正の入り込む余地は多分にある試験である。

法規制は，研究を萎縮させるとの反対意見も予想されたが，わが国の臨床研究の信頼性を取り戻すためにはやむを得ない対応であった。むしろ不正にかかわった医師に対して，学会員の資格剥奪や研究費の打ち切りといった罰則は必要であろう。しかし，わが国ではディオバン事件にかかわった

医師の日本を代表する学会の代表理事への就任を認めるなど，一般常識とはかけ離れた一面もあるのは残念である。

　研究者，医師，製薬会社に求められるのは患者や一般社会から信頼されることであり，医療モラルと真の学術的探究心こそ重要であることをあらためて教えられた判決であった。

4. 氷山の一角—CASE-J研究

　CASE-J研究＊とは，武田薬品工業が販売するARBカンデサルタン（ブロプレス®）の脳心血管合併症予防効果を，Ca拮抗薬アムロジピンと比較する目的で，日本高血圧学会の主導で行われた大規模臨床試験である[7]。本試験に対して，武田薬品工業側は，試験の内容には関与しないが，経済的には全面的に支援することを申し入れたが，後日これが大きな偽りであることが判明する。グローバル企業である武田薬品工業は，試験に関与しないというほど甘くはなかったのである。学会主導ということもあり症例登録は最終的には4700例を超え，2006年に福岡市で開催された国際高血圧学会での発表に漕ぎ着けることができた。その結果は，一次エンドポイントの心筋梗塞，脳卒中などを含めた複合エンドポイントにおいて，カンデサルタン群とアムロジピン群でまったく差がなかった。しかし，これから売り出そうとしている新薬が従来の薬とまったく差がなかったという結果に武田薬品工業が満足するわけがなく，そこで考え出されたのがサブ解析作戦である。後付け解析という"禁じ手"によって，心肥大の退縮，糖尿病の新規発症，心電図QT間隔のばらつき，肥満高血圧に対する効果などにおいて，いずれもカンデサルタン群が優れていたという結果を導き出すことに成功した。

　さらに，エンドポイントに関するKaplan-Meier曲線のグラフでは，途中までアムロジピン群が優位であったものが，36ヵ月付近から両群の曲線が近づいて42ヵ月でクロスするという現象を"ゴールデンクロス"と命名して，カンデサルタンは，使用が長期になるほど予後はよくなるという印象操作を行ったことも，京都大学の油井医師によって暴かれた（**図4**）[7]。

　これらの指摘に対して外部調査機関が調査を行った結果，グラフやサブ

＊ CASE-J：Candesartan Antihypertensive Survival Evaluation in Japan

解析にはいずれも恣意的操作があったことが判明し，厚生労働省は 2015 年 6 月 12 日，この問題を医薬品医療機器法（旧薬事法）が禁止する「誇大広告」にあたると認定し，武田薬品工業に業務改善命令を出した。このような不正問題は，これら以外にも存在することが考えられる。

　日本高血圧学会はデータ不正操作に対して武田薬品工業に謝罪を要求すべきところであるが，何ら行動を起こしていない。企業とは一蓮托生とい

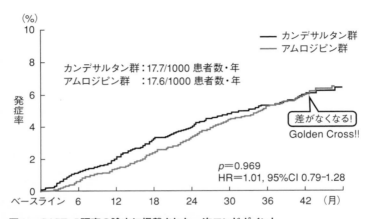

図4　CASE-J 研究の論文に掲載された一次エンドポイント
（Ogihara T, et al. Effects of candesartan compared with amlodipine in hypertensive patients with high cardiovascular risks: candesartan antihypertensive survival evaluation in Japan trial. Hypertension 2008;51:393 - 8. を改変）

---

column 2　　**新型コロナウイルス感染症にRA系阻害薬の悪玉説が浮上**

　2019 年 12 月，中国武漢に発生した新型コロナウイルス感染症（COVID-19）パンデミックは，2020 年全世界に蔓延して全人類を身体的，精神的脅威に陥れたのみならず世界経済に大打撃を与えた。そのなかで ARB や ACE 阻害薬といった RA 系阻害薬が COVID-19 感染リスクを増やすとともに，感染者の重症化，死亡に悪影響を与えるのではないかという疑義が突如報じられた。

　その理由は，COVID-19 の原因ウイルスである severe acute respiratory syndrome coronavirus 2（SARS-CoV-2）が，感染に際して宿主細胞のアンジオテンシン変換酵素 2（ACE2）を受容体とすることによる。さらに重症化，死亡者に高血圧症例が多いことも疑義に拍車をかけた。

　しかし，その後 RA 系阻害薬と COVID-19 との関連に関して大規模な観察研究が解析されていくにつれ，RA 系阻害薬服用と新型コロナウイルとの関連はなく，感染リスクにも関係しないことが明らかになっていった。

う学会の体質を表しているといえよう。その後，日本高血圧学会はその体質を大きく改め，信頼のおける学会へと変容しつつある。

---

column 3　**高血圧学会の創設に尽力し，日本の研究を牽引した先達たち**

　太平洋戦争の傷跡から復興の兆しがようやくみえ始めた 1957 年（昭和 32 年）頃，日本から高血圧のメッカである米国クリーブランド研究所の Page 博士のもとに，わが国の九州大学や東京大学の若手研究者たちが相次いで留学した。当時クリーブランドでは Dr. Page，Dr. Bumpus，Dr. Dustan, Dr. Goldblatt など名だたる精鋭が研究に凌ぎを削っており，同地で開催される研究集会 High Blood Pressure Council で活発な意見交換が行われていた。

　日本の研究者たちは留学から帰国後，わが国でも質の高い意見交換の場が必要と考え，尾前照雄（九州大学），金子好宏（横浜市立大学），宮原光夫（札幌医科大学・故人）の 3 教授が日本高血圧学会の設立に向けて動き出した。学会のレベルを高めるために以下のような特徴を備えるものとした。①研究発表は 1 会場，② 1 演題 15 分間の質疑・討論時間，③シンポジウムは行わない，④他の学会への重複発表は禁ずる，⑥一施設 1 演題に限る，など当時として，また現在でも類をみないほど厳しいルールを取り決めた。そして遂に 1978 年，第 1 回日本高血圧学会が金子好宏会長のもと，横浜市で開催された。

　当時，高血圧研究を始めたばかりの筆者にとってこの学会で発表することは一つの夢であったが，当初はなかなか採択されなかった。しかし，24 時間血圧や家庭血圧などの臨床研究の成果が出るにつれ，毎年のように発表する機会を得ることができ，さらなる研究の励みになった。発表に対しては，厳しい質疑応答があり，発表日が近づくにつれ緊張が増したのが懐かしく思い出される。

　しかし，学会もいつの間にか，5 〜 10 会場といった多会場となり，シンポジウムが増えるとともに，企業主催のランチョンセミナー，イブニングセミナーなどが多くなった。会場数の増加に伴い採択基準も甘くなり，結果として演題の質が低下，討論時間もごく短いものになり，以前のような緊迫した学会の雰囲気とはほど遠いものになってしまった。

　厳格で質の高い討論の場を理想として，日本の高血圧研究を創設，主導した先達たちは昨今の高血圧学会をどのようにみているのであろうか。

第6章
高齢者高血圧，下げるべきか
─大規模臨床試験による検証の時代

1. EBM以前の医療とは

　根拠に基づいた医療（EBM*1）は，現在では医療関係者にとって当然のことであるが，40年ほど前まではそうではなかった。それまで医師たちは，"経験に基づいた治療"，"実験に基づく医療"，"権威に基づいた医療"が普通に行われていたのである。たとえば，大学の大教授が，「私の経験ではこの治療がもっともよかった」「ネズミの実験ではこの薬がもっとも効果があった」などと医療系雑誌や講演会，講義で発表すれば，それを視聴した医局員や臨床医は，躊躇せずにその治療薬を処方したのである。また，EBM普及以前にはエビデンスが明らかでない薬が使われることが多かった。1980年代から認知症に効果があるとして"脳循環代謝改善薬"と称する薬剤が販売され，製薬会社が莫大な利益をあげた。エビデンスの必要性を認識した厚生省（現厚生労働省）は，いわゆる"脳循環代謝改善薬"の効果についてプラセボ（偽薬）との二重盲検比較試験を行うよう指示した。その結果，まったく効果のないことが判明し，1998年にはそのほとんどが発売中止となったのである。

1) 80年代は"高齢者高血圧，下げるべからず"と考えられていた

　1980年頃から，先進国において高齢者人口が増えてくると，その血圧を下げるべきか，下げるべきでないかは重要な課題となっていった。当時の高血圧専門家のほとんどは，高齢者の収縮期血圧（SBP*2）の上昇は加齢に伴う生理的変化で脳の循環を維持するのに必要なものであり，下げるべきではないという意見であった。

　1985年発行の「老年者高血圧─評価と治療」1) の中に，当時の高血圧専門家22名の意見が記載されており，当時の高血圧専門家の常識を知るうえで興味深い。当時，老年者の定義は60歳以上と考えるのが一般的で

---

*1 EBM：Evidence-Based Medicine
*2 SBP：systolic blood pressure

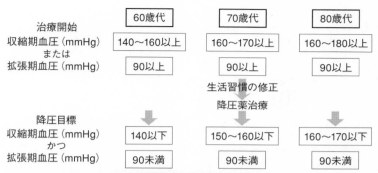

図1　合併症を有さない高齢者高血圧の治療計画（JSH2000）
当時は，高齢者高血圧の適正血圧は"年齢＋90 mmHg"と考える専門家が多かった。
（日本高血圧学会高血圧治療ガイドライン作成委員会（編）．高血圧治療ガイドライン2000年
版．日本高血圧学会；2000．より抜粋）

あった。その本では，「老人の高血圧治療の開始基準血圧は？」の質問に対して，SBP は 170 mmHg 以上と回答したのは 14 名（63％）と過半数を占め，そのうち 2 名が 200 mmHg と回答している。160 mmHg とした専門家はわずか 8 名にとどまり，150 mmHg は皆無であった。

　「どこまで下げますか？」との問いに対しては，3 人が 170 mmHg，10 人が 160 mmHg と回答，150 mmHg 以下と回答した専門家はわずか 6 人であった。すなわち，高齢者の高血圧は脳循環を維持するための生理的な代償作用であり，降圧はかえって危険であるという 1940 年代の考えから一歩も出ていなかったのである。2000 年に発表されたわが国最初の高血圧ガイドライン JSH2000 [2] でも高齢者の SBP の降圧目標は，"年齢＋90 mmHg"が妥当とされた（**図1**）[2]。JSH2019 による，75 歳以上でも 140/90 mmHg，可能なら 130/80 mmHg とした指針からみると，隔世の感がある。

　血圧は下げるべきではないとの考え方の根底にあるのは，"脳循環自己調節"理論である。動脈硬化が進行している脳では，血圧調節区域が上方にシフトしているために，積極的に血圧を下げると脳循環不全をもたらすという動物実験に基づく医療であった。高齢者では血圧が低いと脳循環が障害されて認知症を招くと信じる専門家が多かった。この考えは，その後の臨床試験で完全に否定され，逆に夜の血圧が高いほうが認知症を誘発することが判明している。

　この頃，東京都養育院附属病院（現 東京都健康長寿医療センター）の藏本らは，高血圧が脳心の血管動脈硬化に及ぼす影響を，剖検例と生前の血

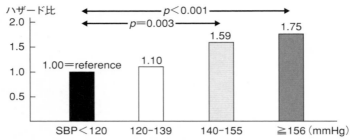

図2　二項ロジスティック回帰分析による3000連続剖検例の血圧と心筋梗塞の関連（養育院研究）
死亡年齢，性別で調整（論文未発表，桑島巌 提供）

圧値を対比させるかたちで検討するという地道な研究を続けていた。その結果，SBP が 160 mmHg 以上になると脳卒中，心筋梗塞の重症度が増加することを明らかにした[3]。当時はデータ整理も手作業の時代であったが，最近，われわれはデータを Excel に入力し直し，統計ソフト SPSS statistics による再解析を試みた。結果を**図2**に示すが，SBP が 140 mmHg 以上で心筋梗塞のリスクが有意に上昇することを確認した。

2. EBMの時代へ―観察追跡研究による検証

1990 年初頭，カナダの McMaster 大学の若い医師 Gordon Guyatt とその指導者 David Sacket によって提唱された EBM の概念はまたたく間に医療界を席巻した。科学的根拠は観察研究，ランダム化比較試験（RCT[*1]）の両輪によって成立するが，おりからデジタル技術の革新時期であり，小型コンピュータで大量のデータ処理が可能となり，医療統計学も著しく進歩した。

1）観察研究により至適血圧の概念固まる

米国の MRFIT 研究[*2][4]は，高血圧，高コレステロール血症，喫煙などの高リスクの中年男性を 16 年間追跡し，SBP 120 mmHg を起点として冠動脈疾患発症リスクが上昇することを確認した。同じく米国のフラミンガム心臓研究でも SBP が 120 mmHg を起点として右肩上がりに心筋梗塞や脳卒中の罹患頻度が上昇，さらに SBP 130 〜 139/拡張期血圧（DBP[*3]）85 〜 89 mmHg

---

[*1] RCT：randomized contorolled trial
[*2] MRFIT：Multiple Risk Factor Intervention Trial
[*3] DBP：diastolic blood pressure

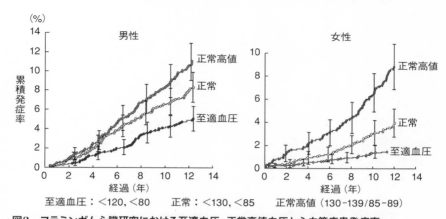

図3　フラミンガム心臓研究における至適血圧，正常高値血圧と心血管疾患発症率
(Vasan RS, et al. Impact of high-normal blood pressure on the risk of cardiovascular disease. N Engl J Med 2001;345:1291-7. より引用)

のレベルでも心血管リスクが上昇することから，この血圧値を正常高値（high-normal）と命名した（**図3**）[5]。米国を代表する二つの疫学観察研究の結果をもって血圧120/80 mmHgを"至適血圧値"と呼ぶことが定着した。

わが国でも岩手県大迫町の住民を対象として，家庭血圧による追跡調査である大迫研究[6]が行われ，外来血圧120 mmHgに対応すると考えられる家庭血圧115 mmHgを起点として脳卒中の発症リスクが上昇することが報告された[6]。

それでは，血圧を120/80 mmHgまで薬で下げることが脳心血管リスクを減らすことになるのか。この問題を検討するためにはRCTが必要とされた。そこで，利尿降圧薬やβ遮断薬などの降圧薬が登場し始めた1980年代から相次いでRCTが行われることになったのである。

3. 降圧薬で脳心血管合併症を減らせるか？
―ランダム化比較試験始まる

1960年代に米国の在郷軍人病院のグループが総力をあげて行ったVA Cooperative研究*[7]が，高血圧にかかわるRCTの嚆矢である。最初の研究はDBP 115 mmHg以上の高血圧例を実薬治療群とプラセボ群にランダム化

* VA Cooperative：Veterans Administration Cooperative

して追跡したが，途中でプラセボ群に脳心血管合併症が明らかに多発していることが判明したために，わずか15ヵ月の時点で試験は中止された。次に，DBP 90〜114 mmHgの高血圧例を対象にした試験[8]が行われたが，5年間における死亡率がプラセボ群で有意に高いことが判明した。その後，欧州のMRC研究[*1][9]など多くの試験によってDBP 90 mmHg以上における降圧治療が有用であることが確認された。

1）高齢者高血圧は降圧すべきか―論争1stステージ

欧米から，大規模臨床試験の結果が相次いで発表されたことで，徐々に高齢者高血圧の考え方も変遷していく。

1985年に発表された欧州のEWPHE研究[*2][10]は，60歳以上の高齢者840例（平均年齢72歳）を対象にサイアザイド系利尿薬を中心とする実薬治療群と，プラセボ群にランダム化して追跡した二重盲検試験である。心血管合併症は実薬治療群のほうが60%有意に少なかった。本試験は，症例数は多くないが，当時はまだ珍しい二重盲検法で行われたことや，高齢者でも血圧を下げることの重要性を示唆した点で画期的である。

わが国の藏本らも，1981年に高齢者高血圧に対して治療群とプラセボ群に分けて検討を行い，血圧の著明上昇という脱落群をイベント群に加えると，治療群で有意に脳心血管合併症が少なかったという結果を世界に先駆けて発表した（養育院研究）[11]。しかし，高齢者高血圧における降圧治療の有用性を科学的に証明するには，さらに大規模な臨床試験が必要であった。

① SHEP研究，STOP-Hypertension研究―利尿薬ファーストの場合

高齢者高血圧における降圧治療の有用性を明らかにしたのが，1991年に発表された米国のSHEP研究[*3][12]である。この研究はSBP 160 mmHg以上，DBP 90 mmHg未満のいわゆる収縮期型高血圧を有する60歳以上の高齢者4736例を，実薬群（利尿薬クロルタリドン治療）と，プラセボ群にランダム化して5年間追跡した大規模臨床試験である。結果は，脳卒中発症は実薬群でプラセボ群よりも36%少なく，非致死的心筋梗塞と冠動脈死も27%少なかった（**表1**）[12]。治療中の血圧値は，実薬群143/68 mmHg，プラセボ群155/72 mmHgであったことから，WHOはこの数値を重要視して高齢者でもSBPを140 mmHgまで下げるように勧告した。

[*1] MRC：Medical Research Council Study
[*2] EWPHE：European working party on high blood pressure in the elderly trial
[*3] SHEP：Systolic Hypertension in the Elderly Program

表1　SHEP研究の概要

参加：4736症例　　年齢≧60歳（平均71.6歳）
収縮期血圧：160〜219 mmHg, 拡張期血圧＜90 mmHg
介入：ステップ1　クロルタリドン 12.5〜25 mg/日
　　　ステップ2　アテノロール 25〜50 mg

結果		実薬群	プラセボ群	リスク減少率
血圧（mmHg）	開始時	171/77	170/76	
	5年後	143/68	155/72	
イベント（%）	脳卒中	5.2	8.2	36%
	非致死的心筋梗塞と冠動脈死	4.4	5.9	27%
	非致死的心血管イベント	12.2	17.5	32%

(SHEP cooperative research group. Prevention of stroke by antihypertensive drug treatment in older persons with isolated systolic hypertension. Final results of the Systolic Hypertension in the Elderly Program (SHEP). JAMA 1991;265:3255-64. より作表)

　本試験の意義は，60歳以上の高齢者の高血圧を治療することで，脳卒中の発症を予防できることを示した以外に二つの重要なことを教えてくれたことである。一つは，それまでのDBP重視からSBP重視への流れを作った点，もう一つは，実薬群で用いられたクロルタリドンの降圧薬としての有用性を証明した点であり，画期的な研究であった。また，DBPが75 mmHgまで低下していたが，Jカーブ現象がみられなかった点でも注目された。

　同年には，70〜84歳の中等度から重症の高齢者高血圧でも，利尿薬＋β遮断薬による治療が脳卒中を47%も抑制することを証明したSTOP-Hypertension研究[*1][13]も報告された。利尿降圧薬を第一選択薬とする降圧薬治療が高齢者でも有効であることは確実となり，米国では以後，利尿薬の第一選択薬の地位は揺るがなくなった（**表2**）[14]。

② STONE研究，Syst-Eur研究─ Ca拮抗薬ファーストの場合

　わが国では，急速に使用頻度が増しているCa拮抗薬の有用性を検証した臨床研究の成果が相次いで発表された。

　1996年，中国で行われたSTONE研究[*2][15]では，中間持続型ニフェジピンがプラセボに比べて心血管イベントを有意に抑制することが報告された。特に脳卒中のリスクは56%も低下することを示した点や，心筋梗塞例が両群ともきわめてわずかであるという東洋人の疾病特性も明らかにした点で

[*1] STOP-Hypertension：Swedish Trial in Old Patients with Hypertension
[*2] STONE：Shanghai Trial of Nifedipine in the Elderly

表2 利尿薬を第一選択薬として用いた大規模臨床試験（高齢者高血圧・プラセボ対照）

		SHEP	STOP-Hypertension	MRC	EWPHE	Australian
第一選択薬		利尿薬	利尿薬＋β遮断薬	利尿薬	利尿薬	利尿薬
総症例数		4736	1627	4396	840	582
相対危険度	脳卒中	0.64*	0.53*	0.75*	0.64	0.67
	冠動脈疾患	0.73*	0.87*	0.81	0.80	0.82
	心不全	0.45*	0.49*		0.78	
	全心血管系疾患	0.68*	0.60*	0.83*	0.71*	0.69

＊：治療薬がプラセボ群に比べて有意に抑制

（堀正二，桑島巌．メガトライアルから学ぶ循環器疾患の治療―Evidence から Practice へ．先端医学社；1999. p.272. より引用）

表3 Syst-Eur研究における致死的および非致死的エンドポイント

	プラセボ	実薬	変化率(%)	p
脳卒中	13.7	7.9	−42	0.003
心イベント	20.5	15.1	−26	0.03
心不全	8.7	6.2	−29	0.12
心筋梗塞	8.0	5.5	−30	0.12
総心血管イベント	33.9	23.3	−31	<0.001

発症率（1000/年）

（Staessen JA, et al. Randomised double-blind comparison of placebo and active treatment for older patients with isolated systolic hypertension. The Systolic Hypertension in Europe (Syst -Eur) Trial Investigators. Lancet 1997;350:757 - 64. より引用）

特徴的であった。

　翌1997年には，ニトレンジピンの高齢者高血圧に対する有用性を示した Syst-Eur 研究[*1][16)]が発表され，Ca 拮抗薬による積極的な降圧治療が高齢者に対して有用であることは確実となった（**表3**[16)]，**4**）。

　Ca 拮抗薬の高齢者高血圧に対する有用性が海外から相次いで報告されるなか，従来の利尿降圧薬との違いに関心が集まった。わが国では藏本らが，日本で広く用いられていたニカルジピンとトリクロルメチアジドの心血管イベントに対する有用性を比較した NICS-EH 研究[*2]を実施した[17)]。症例

[*1] Syst-Eur：Systolic Hypertension in Europe
[*2] NICS-EH：National Intervention Cooperative Study in Elderly Hypertensives

表4　Ca拮抗薬を第一選択薬として用いた大規模臨床試験　（桑島巖 提供）

試験名	STONE	Syst-Eur	STOP-Hypertension 2	NICS-EH	INSIGHT	NORDIL
Ca拮抗薬	ニフェジピン	ニトレンジピン	フェロジピン，イスラジピン	ニカルジピン徐放剤	ニフェジピン徐放剤	ジルチアゼム徐放剤
対照薬	プラセボ	プラセボ	利尿薬/β遮断薬	利尿薬	利尿薬	利尿薬/β遮断薬
対象患者(年齢)	高血圧症(60~79歳)	収縮期高血圧症(≧60歳)	高齢者高血圧症(70~84歳)	高血圧症(≧60歳)	高血圧症(55~80歳)	高血圧症(50~74歳)
症例数	1632例	4695例	6614例	414例	6321例	10,881例
試験期間	2.5年	2年	4年	5年	4年	4.5年
試験方法	単盲検	二重盲検	PROBE	二重盲検	二重盲検	PROBE
試験成績 心血管疾患発症率	有意に抑制	有意に抑制	利尿薬/β遮断薬と同等	利尿薬と同等	利尿薬と同等	利尿薬/β遮断薬と同等
心血管疾患死亡率	減少傾向	減少傾向	利尿薬/β遮断薬と同等		利尿薬と同等	利尿薬/β遮断薬と同等
その他の結果	プラセボと比較して，脳卒中発現率が有意に減少した	プラセボと比較して，脳卒中発現率が有意に減少した	従来薬と新規薬剤(Ca拮抗薬・ACE阻害薬)は同等の一次予防効果	全医学的イベントはニカルジピン群で有意少ない傾向	心不全発症率はニフェジピン群で有意に増加	脳卒中の発症率はジルチアゼム群で有意に減少
掲載誌	J Hypertension (1996)	Lancet (1997)	Lancet (1999)	Hypertension (1999)	Lancet (2000)	Lancet (2000)

INSIGHT：International Nifedipine GITS Study: Intervention as a Goal in Hypertension Treatment
NORDIL：Nordic Diltiazem Study

69

NICS-EH研究—二重盲検法による臨床試験完成までの道のり

　NICS-EH 研究は BPLTTC*のメタ解析にも取り入れられるなど，国際的にも評価されたわが国初のランダム化二重盲検試験であり，日本の高血圧研究の歴史を語るうえで忘れてはならない研究である。

　1987 年当時，わが国で広く使われ始めた Ca 拮抗薬の高齢者高血圧に対する有効性と安全性について全国規模の臨床試験を行う企画が，厚生省（現 厚生労働省）の班会議であがった。班長の藏本 築は，コントローラーと 17 名の中央委員のメンバーで試験計画を練った。Ca 拮抗薬は，アムロジピンはまだ発売されておらず，当時発売後 6 年が経過していたニカルジピン（ペルジピン®）が選ばれた。対照薬は患者の同意が得られやすいという理由で利尿薬のトリクロルメチアジド（フルイトラン®，塩野義製薬）で比較試験が行われた。Ca 拮抗薬と利尿薬の剤形が異なることからダブルダミー法を採用し，それぞれ同じ外見のプラセボを塩野義製薬の協力により作製した。また，山之内製薬（現 アステラス製薬）より経済的および事務的な支援を受けた。

　2 年の準備期間の後 1989 年 10 月に症例の組み入れが開始され，1992 年 4 月，429 例となったところで打ち切りとなった。症例追跡が 1997 年 4 月に終了し，1998 年 3 月にデータを最終的に固定して，4 月に開鍵が行われた。

　結果は，一次エンドポイントである脳心血管合併症 /1000 人・年あたりの発生率は，ニカルジピン群 27.8，トリクロルメチアジド群 26.8 と両群間に差がなく，脳心血管以外の合併症，副作用，血圧上昇，過度の降圧などの副次イベントによる脱落などを加味した医学的イベント発生率は，有意には至らなかったがニカルジピン群で少ない傾向がみられた。

　NICS-EH 研究の成績は，Hypertension 1999 年 11 月号に掲載された[17]。筆者は，オブザーバーとして何回か委員会にも出席したが，山之内製薬（現 アステラス製薬）は試験計画や結果には一切関与しないという態度を最後まで崩さなかった。また，藏本委員長が研究者として中立で真摯な姿勢を貫いたことが，成功の要因であったと筆者は考えている[18]。

* BPLTTC：Blood Pressure Lowering Treatment Trialists' Collaboration

数は多くはなかったが，両群が同等の降圧効果とイベント抑制率であることを確認した。当時わが国では至難とされた二重盲検法で行われた意義は非常に大きい。以後，欧米の高血圧ガイドラインは高齢者高血圧に対して積極的治療を促進する方向に大きく変容していったのである。

2）高齢者高血圧の降圧目標値をめぐって—論争 2nd ステージ

　欧米および日本からの大規模臨床研究によって，60 歳以上での降圧薬治療の有用性は明らかになった。しかし，いずれの研究も血圧をどのレベルまで下げるかについて回答をもたらすものではなく，それが降圧目標値をめぐる論争に火をつけることとなった。すなわち，SBP 140 mmHg 未満を

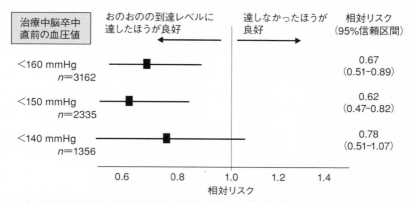

図4　収縮期型高血圧における脳卒中予防効果─SHEP研究のサブ解析
（Perry HM Jr, et al. Effect of treating isolated systolic hypertension on the risk of developing various types and subtypes of stroke: the Systolic Hypertension in the Elderly Program (SHEP). JAMA 2000;284:465-71. より作図）

めざす厳格降圧と，150 mmHg でよしとする緩徐降圧という二つの考え方が大きく対立したのである。高血圧専門家の多くは"緩徐降圧"を支持したのに対して，"厳格降圧"を強く主張したのは筆者などごくわずかであった。

SHEP 研究 [12) では最終的な降圧レベルは，実薬治療群でも 143/68 mmHg であり，140 mmHg には達していなかったことが緩徐降圧主張派の根拠である。学会で多数派を占めた緩徐降圧の考え方が，高血圧治療ガイドライン 2000 年版にも盛り込まれ，70 ～ 80 歳でも降圧目標値は 150 ～ 160/90 mmHg とすべきとされた。

この考え方に筆者は異を唱えた。SHEP 研究の最終達成血圧別のイベント発生率では，140 mmHg 未満の群でも脳心血管イベント発症率が有意傾向をもって抑制されていたことから，70 ～ 80 歳でも 140 mmHg 未満を目指すべきであると指摘した。有意水準に達しなかったのは，SBP が 140 mmHg 未満に下がった症例数が少なかったことに起因すると考えたからである（**図 4**） [19)。

それでも一部の専門家のグループは，臨床医のアンケート調査という非科学的な調査結果などを根拠として，高齢者高血圧を下げることには反対の立場をとり続けた。

3) 後期高齢者でも降圧は有用か？─論争 3rd ステージ

21 世紀に入ると先進国の高齢化はいっそう加速し，高血圧診療において

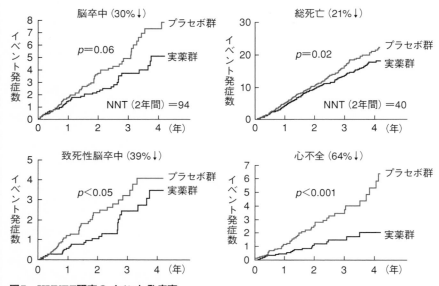

図5　HYVET研究のイベント発症率

対象は80歳以上で，平均年齢83.5歳，平均血圧173/91 mmHg。実薬治療群はインダパミドSR（±ペリンドプリル）を投与。

（Beckett NS, et al. Treatment of hypertension in patients 80 years of age or older. N Engl J Med 2008; 358:1887-98. より引用）

も後期高齢者は無視できない存在となった。今でこそ80歳過ぎでも矍鑠（かくしゃく）とした人は少なくないが，10年ほど前までの80歳以上の人といえば，いわゆる"フレイル"や"寝たきり"というイメージをもつ医師が多く，積極的な降圧の必要性を唱える専門家はほとんどいなかった。筆者は基本的に前期高齢者と同様に積極的な降圧は必要であるが，後期高齢者では多様性を考慮した治療法の選択が必要との見解を示していた。

　80歳以上の高齢者の降圧薬治療の是非に挑戦したのが欧州などのHYVET研究[20]である。この試験では，80歳以上の高血圧患者3845例を対象に，非サイアザイド系降圧利尿薬インダパミドを第一選択薬とする実薬治療群とプラセボ群とにランダム化して，中央値で1.8年追跡した。その結果，実薬治療群のリスクがプラセボ群に比べて30%減少し，死亡も21%減少したことが示され，80歳以上でも積極的高血圧治療が有効であることが明瞭となった（**図5**）[20]。重篤な有害イベントは実薬治療群358例，プラセボ群448例

---

* HYVET：Hypertension in the Very Elderly Trial

表5　国内外の高齢者高血圧に関する臨床試験の比較

	SHEP	HYVET	JATOS	VALISH
対象	60歳以上	80歳以上	65〜85歳	70〜84歳
症例数	4736	3845	4418	3079
比較	実薬 vs プラセボ	実薬 vs プラセボ	厳格 vs 緩徐	厳格 vs 緩徐
方法	二重盲検法	二重盲検法	PROBE	PROBE
一次エンドポイント	致死的，非致死的脳卒中	致死的，非致死的脳卒中	複合(TIAを含む脳卒中，心筋梗塞，狭心症による入院，ASO，腎不全)	複合(突然死，脳卒中，心筋梗塞，心血管疾患による入院，腎不全)
結果	36%減少 (*p*=0.0003)	30%減少 (*p*=0.06)	有意差なし	有意差なし
有害事象	3.8 vs 3.6% (NS)	18.5 vs 23% (*p*<0.001)	1.6 vs 1.64% (NS)	5.6 vs 4.4% (NS)

TIA：一過性脳虚血発作，ASO：閉塞性動脈硬化症
（桑島巌 提供）

($p = 0.001$) で，そのうち試験薬によるものと判断されたのは 5 例のみ（それぞれ 2 例，3 例）という予想外の結果であった。ただし，本試験ではフレイルや認知症，重篤疾患合併例は最初から対象外とされていた。

　本試験での降圧目標値は 150/80 mmHg であり，実際に達成した血圧値は実薬群で 143.5/77.9 mmHg，プラセボ群は 158.5/84 mmHg であった。5 年目には実薬群で 140 mmHg に到達しており，有害事象も極めて少なかったことから，筆者は後期高齢者でも降圧目標値は 140 mmHg とすることを主張し続けた。

　厳格降圧群と緩徐降圧群の比較試験 JATOS 研究[*1][21] や VALISH 研究[*2][22] を行ったグループは，治療中の両群の血圧レベルに重なりが多いために両治療群のエンドポイントには差がつかなかった（**表5**）ものの，後付け解析などのデータを用いて，従来どおりの"高齢者では積極的治療は必要がない"という主張を貫き，筆者との論争は続いたのである。

　SHEP 研究[12]，HYVET 研究[20] という信頼性の高い試験の結果は，血圧は"血管への負荷"であり，「老いた血管ほど負担を少なく」という筆者の従来からの考え方を実証したものであった（**図6**）。

[*1] JATOS：Japanese Trial to Assess Optimal Systolic Blood Pressure in Elderly Hypertensive Patients
[*2] VALISH：Valsartan in Elderly Isolated Systolic Hypertension

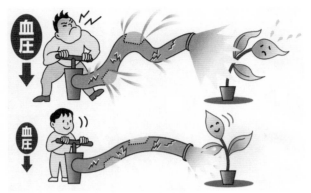

図6　老いた血管ほど負担を少なく（桑島巖 提供）

4．SPRINT研究の衝撃

　このような多くのエビデンスがあるにもかかわらず，わが国はじめ欧米の高血圧治療ガイドラインでは高齢者の降圧目標値を若・中年者よりも高めに設定する傾向がみられた。たとえば，わが国の高血圧治療ガイドライン 2014 年版では，後期高齢者の降圧目標値は 150/90 mmHg，忍容性があれば 140/90 mmHg となっている。基本的には高齢者では緩めにという線を崩してはいなかったのである。

　そのような中で登場したのが SPRINT 研究[*1][23) である。本試験は，米国の非営利機関である国立心肺血液研究所（国立衛生研究所［NIH[*2]］の組織の一つ）が，総力をあげて実施した RCT である。その研究概要と結果は次のとおりである。

1）SPRINT 研究の概要

　目的：高齢者を含む高リスク高血圧例において，目標 SBP を 120 mmHg 未満の厳格降圧群と，140 mmHg 未満の標準降圧群とで心血管合併症発症率を比較する。

　対象：SBP 130 mmHg 以上で中等度のリスク因子を有する 50 歳以上の 9361 例。ただし，糖尿病合併例と脳卒中既往例は除外。

[*1] SPRINT：Systolic Blood Pressure Intervention Trial
[*2] NIH：National Institutes of Health

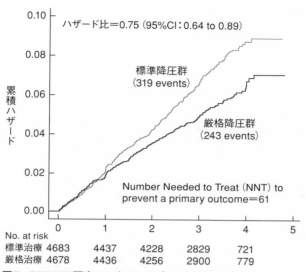

図7　SPRINT研究の一次エンドポイント累積ハザード
追跡期間中央値3.26年
(SPRINT Research Group. A randomized trial of intensive versus standard blood- pressure control. N Engl J Med 2015;373:2103-16. より引用)

　一次エンドポイント：心筋梗塞，急性冠症候群，脳卒中，急性心不全，心血管死の複合エンドポイント。

　方法：目標 SBP 120 mmHg 未満の厳格降圧群 4678 例と 135 ～ 139 mmHg の標準降圧群 4683 例を対象とした前向き RCT。血圧測定は，医師のいない部屋で 5 分間安静後，自動血圧計を用いて坐位にて 3 回測定した平均値を採用した。受診は最初の 3 ヵ月間は月 1 回，以後は 3 ヵ月ごととした。

　追跡期間は平均 5 年を予定していたが，厳格降圧群で一次エンドポイントの発生が有意に少ないことが判明したため，3.26 年で終了。

　結果：SBP は，厳格降圧群で 139.7 から 121.5 mmHg，標準降圧群で 139.7 から 134.6 mmHg に低下。

　厳格降圧群の一次エンドポイント発生率は標準降圧群に比べて有意に低かった（243 例［1.65 ％ / 年］ vs 319 例［2.19 ％ / 年］，ハザード比 0.75，95％信頼区間 0.64 ～ 0.89，$p < 0.001$，NNT＊［エンドポイントに到達する患者を 1 人減らすために必要とされる治療患者数］61）（**図 7**）[23]。

＊NNT：number needed to treat

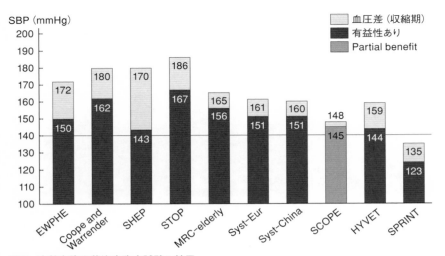

図8　高齢者降圧薬治療臨床試験の結果
(Mancia G, et al. Reappraisal of European guidelines on hypertension management: a European Society of Hypertension Task Force document. J Hypertens 2009;27:2121-58. を改変)

　二次アウトカム：厳格降圧群のほうが，急性心不全，心血管死，全死亡の発症率が有意に低かったが，心筋梗塞，急性冠症候群，脳卒中については有意差を認めなかった。厳格降圧群は，重篤な有害事象のうち低血圧，失神，電解質異常，急性腎障害・腎不全がいずれも有意に多かった。

　結論：75歳以上の高齢者を含む高リスク高血圧例の降圧薬治療において，目標血圧120 mmHg未満の厳格降圧群のほうが140 mmHg未満の標準降圧群に比べ，主要心血管イベントおよび全死亡の発生率が有意に低かった。また，電解質異常，急性腎障害などの有害事象の発生率が有意に高かったが，生命予後改善という意味でメリットがデメリットを上回った。このような症例を61人，3.3年間厳格に治療することで1件の心血管合併症が予防できる。

　SPRINTの結果は，高齢者の降圧目標値をめぐる長年の論争に一つの区切りをつけるものとして，その後の世界の高血圧治療ガイドラインに大きな影響を与えた。これまで，フラミンガム心臓研究などの観察研究で示された至適血圧値SBP 120 mmHg程度まで血圧を下げることで心血管合併症を抑制することを示した点で，大きな意義がある（**図8**）[24]。

2）従来の臨床試験との違い

　SPRINT研究は，従来の降圧治療に関する臨床試験とはプロトコールおよび結果において以下に示す違いがあり，注意が必要である。

①白衣効果を除外するために，血圧測定は医師のいない環境下で自動血圧計によって3回測定し，その平均値を採用している。

②対象は中等度以上の心血管疾患（CVD[*1]）リスクを有しているが，糖尿病や脳卒中既往例は除外されている。

③かなりの症例が登録基準違反あるいは脱落などによって解析から除外されている。これは後期高齢者であることから当然ともいえるが，後期高齢者の一般の日常診療において，必ずしも本試験の結果が適用できるわけではないことも示唆している。

④結果において，心不全と心血管死の予防効果が一次エンドポイントである複合エンドポイントの予防効果に大きく貢献した。しかし，心筋梗塞や脳卒中に対する予防効果はみられなかった。日本人に多い脳卒中予防に対しては，SBPをさらに厳格に下げる必要があるのか，あるいは140mmHg未満でも120 mmHg未満でも同じなのかについて結論を得ることができなかった。

⑤厳格降圧群では，失神や電解質異常，急性腎障害などの有害事象も有意に多かった。しかし，これらはいずれも可逆性であり，致命的な有害事象とはならなかったというのが研究者たちの解釈である。

⑥主要評価項目の中でも，心不全発症と心血管死のみが有意に，かつ大幅に減少しており，これが全体の主要評価項目について厳格降圧群が好ましいという結果に導いている。このように，利尿薬による心不全発症の抑制効果が全体の流れに大きく影響するといった現象は，かつてのALLHAT研究[*2]でも観察され，最近ではEMPA-REG OUTCOME研究[*3] [25]など，糖尿病患者で有用性を示した一連のSGLT2阻害薬の臨床研究でもみられている。前者では，利尿降圧薬としてのサイアザイド類似薬，後者では，SGLT2阻害薬の利尿作用が大きく心不全発症に貢献したと考えられている。心不全発症を複合エンドポイントに含めるか否かは結果に大きく影響する。今回のSPRINT研究でも，サイアザイド類似薬を優先的に使うことが推奨されていることから考えると，心血管合併症を構成する重要な要素である心不全の抑制には，利尿薬が不可欠であることを示唆している。

[*1] CVD：cardiovascular disease

[*2] ALLHAT：Antihypertensive and Lipid-Lowering Treatment to Prevent Heart Attack Trial

[*3] EMPA-REG OUTCOME：Empagliflozin Remove Excess Glucose Cardiovascular Outcomes

3) 後期高齢者でのサブ解析

　その後に発表された75歳以上の高血圧患者を対象としたサブ解析[25]では，本試験とまったく同様に緩徐降圧群に比べて厳格降圧群で有意に心血管イベントが減少したことも明らかになった。サブ解析ではあるが，対象は2636例と解析には十分堪えられる症例数であり，信頼性は高い。

　厳格降圧群で実際に達成された血圧値は123.4/62.0 mmHgであることから，後期高齢者ではSBP 120 ～ 130 mmHgが好ましく，DBPへの配慮は不要であることを示唆している。かつて，DBPが80 mmHg以下では死亡率が増加するというJカーブ仮説がまことしやかに流布していたことを考えると，今昔の感がある。

　本試験の特徴は，フレイルについても詳細に検討している点である。試験参加者には，歩行速度が遅い症例も28％前後含まれており，一般社会の後期高齢者の頻度とは差がないとしている。興味深いことに，フレイルの症例ほど厳格降圧の一次エンドポイント抑制効果が大きくなることが示された（**図9**）[26]。これは，臨床医が考えていた概念とはまったく違った意外な結果である。ただ，厳格降圧群のほうが，低血圧，失神，電解質異常，急性腎障害が多いという結果は，後期高齢者では積極的に血圧を下げるだけではなく，これらの有害事象が起こりやすいことを念頭におきながら，きわめて慎重な対応が必要であることを示唆している。

4) 認知症に対するサブ解析

　厳格な降圧は認知症を惹起するのではという懸念が一部にあった。SPRINT研究ではその問題に関しても検討しており，サブ解析結果[27]によりその懸念は否定された。

　認知症の評価はモントリオール認知評価（MoCA*），Wechsler メモリースケールを用いた学習と記憶評価，Digit Symbol コーディングテストによる処理スピードの評価の3段階で，訓練を受けた専門スタッフによって試験開始時と追跡期間中に行われた。認知障害のレベルは，認知症なし，軽度認知症，認知症疑いの三つに分類されており，一次エンドポイントは認知症疑いの発症，二次エンドポイントは軽度認知症発症である。明らかな認知症症例や認知症治療中の症例は最初から除外されている。

　結果は，一次エンドポイントである認知症疑いの発症には，厳格降圧群

---

* MoCA：Montreal Cognitive Assessment

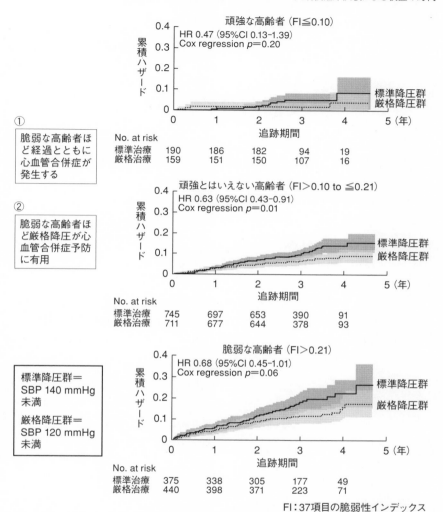

① 脆弱な高齢者ほど経過とともに心血管合併症が発生する

② 脆弱な高齢者ほど厳格降圧が心血管合併症予防に有用

標準降圧群＝ SBP 140 mmHg 未満

厳格降圧群＝ SBP 120 mmHg 未満

FI：37項目の脆弱性インデックス

図9　ベースラインのフレイル状態による75歳以上の参加者の長期予後（SPRINT研究サブ解析）
（Williamson JD, et al. Intensive vs standard blood pressure control and cardiovascular disease outcomes in adults aged ≥ 75 years: a randomized clinical trial. JAMA 2016;315:2673 - 82. より引用）

と緩和降圧群の間にわずかなところで有意差がつかなかった（ハザード比 0.83，95％CI 0.67 〜 1.04）。これは，主試験の心血管イベントの低下が厳格降圧群で有意であったため3.26年で中止され，統計パワーが不足したためと説明している。それでも，二次エンドポイントである軽度認知症発症に関しては有意に抑制したとの結果である。

登録時に MRI 画像があり，かつ研究期間中に MRI 所見が追跡された 449 例について分析したサブ解析結果 [28] では，厳格降圧群は標準降圧群に比べて，深部白質病変の増加を抑制したことが確認された。標準降圧群では登録時の 4.40 cm^3 から 5.85 cm^3 へ平均 1.45 cm^3 増加したのに対して，厳格降圧群では 4.57 cm^3 から 5.49 cm^3 へと平均 0.92 cm^3 増加し，厳格降圧群の増加幅は標準降圧群に比べて有意に少なかった（$p < 0.001$）[28]。

　なお，最近アイルランドの Hughes らは 14 の RCT についてメタ解析を行い，降圧治療群は対照群に比べて認知症 / 認知機能リスクは有意に低かったと報告している [29]。

5) SBP 降圧による DBP の心血管への影響

　DBP のサブ解析 [30] では治療にかかわらず，ベースライン DBP と主要 CVD に U 字型の関係がみられた。しかし，厳格な SBP 降圧の一次エンドポイントに対する有効性にベースライン DBP の影響はなかった（交互作用 $p = 0.83$）。

　高齢者の場合は脈圧が増大するため，DBP と心血管合併症発症リスクとの関係に J カーブ現象がみられることは当然であり，このサブ解析のように SBP との関連で評価することが重要である。

5. 高齢者高血圧とpolypharmacy

　近年，高齢者における多剤併用（polypharmacy）が問題になっている。高齢者では複数の疾患を合併しており，薬剤数が増えることはある程度やむを得ないかもしれないが，無効な薬を漫然と処方することは避けなければならない。

　英国から報告された OPTIMISE 研究[*31] は臨床に即した重要な論文である。SBP が 150 mmHg 未満で 2 種類以上の降圧薬を服用している 80 歳以上の症例（平均年齢 84.8 歳）を，1 種類降圧薬を減らす群（介入群）282 例と従来どおりの治療群（対照群）に非盲検的にランダム化して，12 週後の血圧に差がないことを確認する非劣性試験である。その結果，12 週後の SBP が 150 mmHg 未満を維持していた症例は，介入群 86.4%，対照群 87.7% で両群に有意差はなかった。すなわち，降圧薬を 1 剤減らしても血圧は上昇

---

* OPTIMISE：Optimising Treatment for Mild Systolic Hypertension in the Elderly

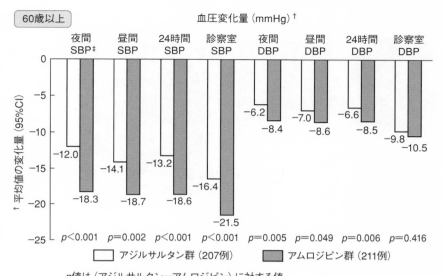

図10　アジルサルタンとアムロジピンの降圧効果の比較（ACS1）
（Kario K, et al. Age - related difference in the sleep pressure- lowering effect between an angiotensin II receptor blocker and a calcium channel blocker in Asisan hypertensives: the ACS1 Study. Hypertension 2015;65:729-35. より作図）

せず，無駄な降圧薬が処方されていたということである。

　本試験では両治療群とも ACE 阻害薬 /ARB と Ca 拮抗薬が高い頻度で処方されているが，わが国でもこの組み合わせがもっとも多い。しかし，高齢者では低レニンがほとんどであり，ACE 阻害薬 /ARB の降圧効果は Ca 拮抗薬に比べるとはるかに弱い。最強の ARB と販売企業が宣伝するアジルサルタン（アジルバ®）と Ca 拮抗薬アムロジピンを 1 対 1 で降圧効果を比較した ACS1 研究[*32)] の結果は一目瞭然で，アムロジピンのほうが明らかに強い降圧効果を示している（図10）[32)]。実際に ARB を減らしても血圧は上昇してこない場合がほとんどであり，この研究はその臨床経験を裏づけるものである。

---

[*] ACS1：Azilsartan Circadian and Sleep Pressure-the 1st Study

第 7 章

高血圧治療ガイドラインの変遷

　ガイドライン（GL）とは，診療にかかわるすべての医療従事者が，科学的根拠に基づいた質の高い医療を患者に提供することを目的とした診療指針である。

　基本的に GL は，大規模疫学観察（コホート）研究や大規模臨床試験などのエビデンスを基盤として作成されるものである。フラミンガム心臓研究[1]や VA 共同研究[2] などのエビデンスの構築で一歩リードした米国がその成果をいち早く国民に還元すべく GL の作成においても世界に先んじた。それに欧州高血圧学会が続いたが，残念ながらわが国ではエビデンスおよび GL の作成ともに欧米に大きく出遅れた。本章では欧米およびわが国の高血圧 GL の変遷について解説する。

1. 米国のガイドライン－JNC[*1]シリーズ

1）拡張期血圧を基準として分類―JNC 1〜2

　本格的な高血圧治療 GL は，1977 に発行された米国の JNC 1[3] が最初である。当時は世界的にみても降圧薬治療に関する介入試験はほとんどなく，JNC 1 における高血圧治療の引用文献は VA 共同研究[*2][4] のみであった。高血圧の重症度分類も拡張期血圧（DBP[*3]）により 105 mmHg 未満を group 1，105 〜 129 mmHg を group 2，130 mmHg 以上を group 3 とする曖昧なものであった。DBP 105 mmHg 以上のすべての症例に降圧薬治療を行うべきだとしているが，90 〜 140 mmHg に関してはリスク因子などを考慮しながら個別的に薬物治療を行うことを推奨している。降圧目標値は具体的に DBP 90 mmHg 未満と明記されたが，収縮期血圧（SBP[*4]）を下げることの有益性は " 不明瞭 " として高血圧基準には含まれなかった。

　降圧薬としては，利尿薬を第一選択薬とし，レセルピンまたはメチルドパあるいは β 遮断薬を第二選択薬とする stepped care が推奨された。

[*1] JNC：Joint National Committee
[*2] VA 共同研究：米国の Veterans Administration（在郷軍人局）の傘下にある 170 の病院グループが共同で高血圧治療の有用性について検証した世界初のランダム化二重盲検試験
[*3] DBP：diastolic blood pressure
[*4] SBP：systolic blood pressure

表1　JNCでの降圧目標値の変遷

	年度	委員長	降圧目標値（mmHg）
JNC 1	1977	Marbin Moser	DBP<90
JNC 2	1980	Iqbal Kristian	a. DBP<90, b.リスクに応じてDBP 90〜100
JNC 3	1984	Harriet Dustan	DBP<90
JNC 4	1988	Aram Chobanian	BP<140/90
JNC 5	1993	Ray Gifford	BP<140/90
JNC 6	1997	Sheldon Sheps	BP<140/90, 忍容性があればさらに低く
JNC 7	2003	Aram Chobanian	a. BP<140/90, b. DM, CKDでは<130/80
JNC 8*	2014	Paul James	BP<140/90（CKD, DMも含め）, 60歳以上では<150/90
ACC/AHA	2017	Paul K. Whelton	BP<130/80（一律）

＊：JNC 8は公式ガイドラインではない。

（Kotchen TA. Developing hypertension guidelines: an evolving process. Am J Hypertens 2014;27: 765-72. を改変）

1980 年に発表された JNC 2[5] では DBP 90 mmHg 以上を高血圧と明確にし，DBP 105 mmHg 以上のすべての症例と，DBP 90 〜 104 mmHg で高リスクや心血管疾患既往例の降圧目標は，JNC 1 同様に DBP 90 mmHg 未満とされた（**表1**）[6]。

2) High-normal と Isolated systolic hypertension の概念を導入　―JNC 3〜4

1984 年に発表された JNC 3[7] では，フラミンガム心臓研究の結果を踏まえ DBP 85 mmHg 未満を normal，85 〜 89 mmHg を high-normal とする概念が登場する。さらに，DBP 90 mmHg 未満かつ SBP 160 mmHg 以上を"Isolated systolic hypertension（孤立性収縮期型高血圧）"とする新しい概念を導入した。

DBP 95 mmHg 以上の症例に対して，利尿薬またはβ遮断薬を第一選択薬とする薬物治療が推奨されたが，降圧目標値は引き続き DBP 90 mmHg 未満とされた。

この頃には高齢者における降圧薬治療の有用性を実証した介入試験 EWPHE 研究＊[8] や，日本からの養育院研究[9] の結果が発表され始める。

そして 1988 年発表の JNC 4[10] では，高血圧の定義には変更がなかったが，降圧目標値に SBP も導入され，140/90 mmHg と初めて明記されたのが特

＊EWPHE：European Working Party on High Blood Pressure in the Elderly Trial

徴である。ACE阻害薬やCa拮抗薬が登場し，合併症に応じて第一選択薬に並列されるようになった。

3）拡張期血圧重視から収縮期血圧重視への転換 —JNC 5

1993年にJNC 5[11]が発表され，血圧基準にSBPによる分類も加わり，SBP 130～139/DBP 86～89 mmHgをhigh-normalとし，SBP 140/DBP 90 mmHg以上をhypertensionと位置づける改革が行われた。米国における

表2　JNC 5 高血圧分類

分類	SBP (mmHg)	DBP (mmHg)
Normal	<130	<85
High-normal	130～139	86～89
Hypertension		
Stage 1	140～159	90～99
Stage 2	160～179	100～109
Stage 3	180～209	110～119
Stage 4	≧210	≧120

(The fifth report of the Joint National Committee on Detection, Evaluation, and Treatment of High Blood Pressure[JNC V]. Arch Intern Med 1993;153:154-83. より引用)

高齢者人口の増加に加えて，1991年に発表されたSHEP研究[*1][12]で，SBP 160 mmHg以上の高齢者高血圧で利尿薬を第一選択薬とした降圧治療が，脳卒中予防に有効であることが明らかになったことが大きく影響している。また，高血圧の診断にあたって家庭血圧や自由行動下血圧測定（ABPM[*2]）の重要性が盛り込まれるが，その基準値は示されていない。

　高齢者高血圧治療の初期目標は，SBPが180 mmHg以上の場合には160 mmHg以下に，160～170 mmHgの場合は20 mmHg下げるというSHEP研究のプロトコールをそのまま採択した。

　第一選択薬としては，利尿降圧薬またはβ遮断薬の優先的な使用を推奨し，Ca拮抗薬やACE阻害薬については心血管合併症予防に関するエビデンスがないとして，第一選択薬としては推奨されていない。SBP 140～160 mmHgの高血圧患者については，まず生活習慣の改善を実施することを推奨した（**表2**）[11]。

4）Optimal BPの用語を採用—JNC 6

　1997年発行のJNC 6[13]では血圧以外のリスクによる層別化を取り入れる試みを行うとともに，フラミンガム心臓研究での成績を踏まえて，SBP 120 mmHg未満をoptimal BP（至適血圧），130 mmHg未満をnormal（正常），130～139 mmHgをhigh-normal（正常高値）と細かく分類し，正常高値の時期から生活習慣の是正をするよう注意を促している。降圧目標値は

[*1] SHEP：Systolic Hypertension in the Elderly Program
[*2] ABPM：ambulatory blood pressure monitoring

表3　JNC 6 高血圧分類

分類	SBP (mmHg)		DBP (mmHg)
Optimal	<120	and	<80
Normal	<130	and	<85
High-normal	130〜139	or	80〜89
Hypertension			
Stage 1	140〜159	or	90〜99
Stage 2	160〜179	or	100〜109
Stage 3	≧180	or	≧110

(The sixth report of the Joint National Committee on prevention, detection, evaluation, and treatment of high blood pressure. Arch Intern Med 1997;157:2413-46. より引用)

140/90 mmHg 未満を目指すが，忍容性があればさらに下げるとした（**表3**）[13]。

60 歳以上の高齢者でも，最終的には若年者と同様 140/90 mmHg 未満を目指すものの，著しい収縮期高血圧ではまず SBP 160 mmHg 未満を目指すとし，高齢者にはまだ慎重な姿勢をみせている。しかし，糖尿病（DM）では 130/85 mmHg 未満，慢性腎臓病（CKD）では 130/85 mmHg 未満，蛋白尿陽性の場合は 125/75 mmHg と，初めて合併疾患別に設定されたのが特徴である。

治療薬としては，合併症のない高血圧では利尿薬あるいは β 遮断薬が推奨されているが，蛋白尿を伴う DM，心不全では ACE 阻害薬，心筋梗塞では β 遮断薬や ACE 阻害薬というように，合併症に応じた治療戦略を推奨している。

5) Prehypertension の導入と積極的降圧を推奨─JNC 7

2003 年，6 年ぶりに発表された JNC 7 [14] では SBP 120 mmHg 未満かつ DBP 80 mmHg 未満を optimal BP ではなく normal（正常）に変更し，120 〜 139/80 〜 89 mmHg を "Prehypetension（高血圧前症）" と位置づけるなど，名称にこだわりをみせた。降圧治療に関しては JNC 6 から一転して，年齢を問わず 140/90 mmHg 未満を目指すという積極的な目標値を打ち出した。これには，SHEP 研究 [12] に続いて欧州の Syst-Eur 研究[*1] [15] などのランダム化比較試験や BPLTTC によるメタ解析 [16] で，高齢者への積極的な治療の有用性が証明されたことが影響した。DM，CKD とも目標値は一律 130/80 mmHg 未満へと変更された。

6) 迷走，そして乱立へ

JNC 7 以後約 10 年間で，積極的な降圧治療がようやく浸透したかにみえたが，2013 年から 2014 年にかけて米国内で突如 GL が乱立し，迷走が始まった。すなわち，2013 年に ISH[*2]（国際高血圧学会）/ASH[*3]（米国高血圧学会）

[*1] Syst-Eur：Systolic Hypertension in Europe
[*2] ISH：International Society of Hypertension
[*3] ASH：American Society of Hypertension

が合同で [17]，そして 2014 年には JNC 8 [18] が非公式として，それぞれ高血圧
GL を発表した。これらの GL は，降圧目標値を腎疾患，DM 合併例も含め
て一律 140/90 mmHg とすることは共通しているが，高齢者高血圧の降圧
目標値に関しては違いがあり，JNC 8 では 60 歳以上で 150/90 mmHg 未満，
ISH/ASH 版では 80 歳以上で 150/90 mmHg 未満とするとしている。しかし，
いずれにしても JNC 7 [14] よりも再び引き上げられたのである（**表 4**）。

　厳格な降圧が必要であるという大規模臨床試験の結果が相次いで発表され
ていたにもかかわらず，降圧目標値が引き上げられた理由は不明であるが，
JATOS 研究[*1 19)] や VALISH 研究[*2 20)] などエビデンスレベルの高くない日本
の臨床試験の結果に翻弄された可能性がある（**表 4**）。この高齢者の降圧目
標緩和は日本や欧州にも影響し，高齢者では積極的な降圧が不要であるとい
う"空気"が再び漂い始めたのである。しかし，米国の 2 大循環器学会で
ある米国心臓病学会（ACC[*3]）と米国心臓協会（AHA[*4]）は，60 歳以上の

[*1] JATOS：Japanese Trial to Assess Optimal Systolic Blood Pressure in Elderly
　　Hypertensive Patients
[*2] VALISH：Valsartan in Elderly Isolated Systolic Hypertension
[*3] ACC：American College of Cardiology
[*4] AHA：American Heart Association

表4　最近のJNCガイドラインの降圧目標値の変遷

	SHEP(1991) Syst-Eur(1997)	JNC 7 (2003)	HYVET(2008) JATOS(2008) VALISH(2010)	JNC 8* (2014)	SPRINT(2015)	ACC/AHA (2017)
一般		<140/90		<140/90 （60歳未満）		<130/80 （65歳未満）
高齢者		<140/90 （50歳以上）↓		<150/90 （60歳以上）↑		<130 （65歳以上）↓
糖尿病		<130/80 ↓		<140/90 ↑		<130/80 ↓
腎臓病		<130/80 ↓		<140/90 ↑		<130/80 ↓
脳卒中既往		記載なし		<140/90		<130/80
虚血性心疾患		記載なし		<140/90		<130/80

*：JNC 8は公式ガイドラインではない。　　　　　　　　　　　　　　（mmHg）
（桑島巌 提供）

> *memo 2*　**JNC 8 は米国の公式ガイドラインにあらず**
>
> 　60 歳以上の高血圧患者の降圧目標値を 150/90 mmHg 以上に引き上げた JNC 8 は，実は米国の公式ガイドラインではなく，米国高血圧学会に長い間君臨してきた Dr. Oparil などのグループが独自の見解として発表したものである。
>
> 　JNC 1 の発行以来 40 年以上にわたり Joint National Committee（JNC）の上部組織であった National Heart, Lung and Blood Lung Institute（NHLBI）は，2013 年に高血圧ガイドラインの作成には関与しないことを決定した。これを受けて米国は，2017 年に発表された ACC/AHA ガイドラインを公式ガイドラインとした。
>
> 　JNC 8 は，9 個の推奨項目のうち 6 個は単に専門家の opinion に過ぎず，エビデンスレベルも Grade E とかなり低い。JNC 8 発行翌年に SPRINT の結果が発表され，高齢者でも厳格な降圧が有用であることが明らかになったことは皮肉なことである。　　　　　　　（文献 6 を参照；Kotchen TA. Am J Hypertens 2014;27:765.）

27.6％が降圧治療の対象外になることで患者のリスクが高まり，公衆衛生上の観点から問題となる可能性から，JNC 8 の緩和方針に公然と反旗を翻し，JNC とは別に GL を作成する意向を示した。SPRINT 研究*の結果が発表される 1 年前のことである。

7）ACC/AHA ガイドラインが新たな指針を提示―より積極的降圧へ

　JNC 8 が発表されてわずか 1 年後の 2015 年，米国が国の総力をあげて実施した SPRINT 研究[21] の結果が発表されると方針は一変し，高齢者でも積極的に降圧するように舵を切ることになる。2017 年，SPRINT 研究の主任研究

---

* SPRINT：Systolic Blood Pressure Intervention Trial

表5　血圧分類の日米比較

	JSH2019（日本）	ACC/AHA 2017（米国）	
正常血圧	＜120 かつ ＜80	＜120 または ＜80	Normal BP
正常高値血圧	120〜129 かつ ＜80	120〜129 かつ ＜80	Elevated
高値血圧	130〜139 かつ/または 80〜89		
I 度高血圧	140〜159 かつ/または 90〜99	130〜139 または 80〜89	Stage 1 HTN
II 度高血圧	160〜179 かつ/または 100〜109	≧140 ≧90	Stage 2 HTN
III 度高血圧	≧180 かつ/または ≧110		
（孤立性）収縮期高血圧	≧140 かつ ＜90		

（桑島巖 提供）　　　　　　　　　　　　　　　　　　　　　　　　　　　　　　　　　（mmHg）

者である Whelton らは ACC/AHA の合同 GL[22] を発表した。JNC 8 は JNC の公式の GL ではないため，JNC は実質的には消滅または中断した形となった。

　ACC/AHA GL の最大の変更点は，血圧分類である。JNC 7 では prehypertension の一部であった 130 〜 139/80 〜 89 mmHg が stage 1 高血圧に格上げされ，これにより 130/80 mmHg 以上が高血圧と定義された。また，prehypertension の一部であった 120 〜 129/＜ 80 mmHg に対しては "elevated（上昇）" という用語が採用され，この血圧値から生活習慣に対する注意を喚起した（**表5**）。家庭血圧や ABPM による白衣高血圧や仮面高血圧の検出に対しても勧告し，おのおのの基準値も初めて示された。

　また降圧目標値は合併症やリスク因子，年齢にかかわらず一律 130/80 mmHg と従来よりも積極的かつわかりやすい目標値を設定した。SPRINT 研究[22] の結果を重視した結果である。

　これに倣ってわが国の JSH2019 でも厳格な降圧が打ち出された。降圧薬としては，利尿降圧薬，ACE 阻害薬，ARB，Ca 拮抗薬のいずれもが第一選択薬として推奨され，長い間第一選択薬の座を占めていた β 遮断薬が第二選択薬に格下げとなった。

　Lennart Hansson―重要な大規模臨床試験を遂行した欧州の大物

　Ｊカーブ仮説を検証した HOT 研究[*1] や，高齢者高血圧に対する降圧薬治療の有用性を実証した STOP-Hypertension 研究[*2]，STOP-Hypertension 2 研究[*3] など，欧州発信の大規模臨床試験で世界をリードしたスウェーデンの研究者。臨床試験が実施しやすい PROBE 法を考案したのも業績の一つである。筆者も座談会で何度か謦咳に接したことがあるが，欧州高血圧学会の大御所でありながら気さくな人柄であった。しかし，62 歳で前立腺癌のため亡くなったあと，後を継いだ Bejohn Dalof が，不正により論文撤回となった Jikei Heart Study や KYOTO HEART Study に深くかかわったことは非常に残念なことである。弟子が PROBE 法をまったく理解していなかったのである。

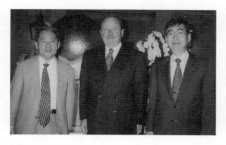

Lennart Hansson（1940～2002）
Hansson氏（中央），今井潤氏（右），筆者（左）
（2001年5月29日，桑島巌 提供）

[*1] HOT：Hypertension Optimal Treatment
[*2] STOP-Hypertension：Swedish Trial in Old Patients with Hypertension
[*3] STOP-Hypertension 2：Swedish Trial in Old Patients with Hypertension 2

2．WHOレポートと欧州のガイドライン

1）DBP が基準― WHO レポート 1978 ～ 89 年版

　欧州の高血圧治療 GL は，世界保健機構（WHO[*]）が保健事業の一環として 1962 年に出版した高血圧専門委員会の専門医レポート[23] にそのルーツを辿ることができる。

　1978 年出版の WHO レポート[24] の策定には，わが国からも家森幸男博士が参加している。当時はまだ有効な高血圧治療薬が少なく，利尿降圧薬とβ遮断薬を中心として段階的治療計画が推奨されているが，大規模臨床試験による科学的根拠にはまだ乏しく，専門家による意見の集約であった。ISH との合同発表となった 1983 年版，1986 年版，1989 年版のレポートではDBP 90 ～ 105 mmHg を高血圧と定義して，降圧目標値も DBP 90 mmHg を目指すとしており，DBP を基本とした考え方は 1978 年版から変えていない。

* WHO：World Health Organization

2) SBP を加味して定義を一新—WHO/ISH 合同 GL 1993 年版 [25]

1993 年版からは高血圧の定義を一新して，SBP を加味して，SBP 140 〜 180 mmHg かつ/または，DBP 90 〜 105 mmHg を軽症高血圧，SBP 140 〜 160 mmHg かつ DBP 90 mmHg 未満を境界域高血圧と定義した。治療目標も大きく変わり，若年成人では 120 〜 130/80 mmHg，高齢者でも 140/90 mmHg 未満を目指すべきとの積極的な降圧を目指したのは注目に値する。治療薬としては，利尿薬，β遮断薬，Ca 拮抗薬，ACE 阻害薬が第一選択薬として推奨されている。

WHO/ISH の GL 1993 年版が JNC 6 ともっとも異なる点は，JNC 6 が第一選択薬を利尿薬とβ遮断薬としたのに対して，個々のリスクや病態に応じた治療（リスク層別化治療戦略）を重視している点である。その後 1996 年版（WHO 単独）[26]，1999 年版（WHO/ISH）[27]，2003 年版（WHO/ISH）[28] と続くが，2003 年版では 1993 年版以来の 140/90 mmHg 未満を目指し，忍容性があれば 130/80 mmHg 未満，高齢者でも 140/90 mmHg 未満を目指すとする積極的降圧を堅持し，またリスクに応じた治療戦略を推奨している点は変わっていない。

3) WHO/ISH と決別，欧州独自の GL 作成—2003 年以降

2003 年に欧州高血圧学会（ESH[*1]）は突如，WHO のグローバルな GL とは決別して，欧州心臓病学会（ESC[*2]）と共同で欧州独自の ESH/ESC GL [29] を発表した。しかし，この GL は指針というより総説に近い内容になっている。降圧目標値に関して，すべての患者で 140/90 mmHg 未満，DM 合併例では 130/80 mmHg 未満とするが，個々の患者の合併症に応じて担当医が判断すべきと曖昧な内容になっている。2007 年版では高血圧基準や降圧目標値に大きな変化はなかった。

4) 高齢者降圧目標値の突然の引き上げ—2013 年版

6 年ぶりに発行された ESH/ESC 2013 年版 [30] では，高齢者の降圧目標値が引き上げられるという大きな変化があった。すなわち 65 歳以上の高齢者の降圧目標値は，すべて 140 〜 150 mmHg と，2007 年版の一律 140 mmHg から 10 mmHg 以上の引き上げとなったのである。欧州では J カーブ仮説（column 2 参照）がまかり通っていた時期であり，その支持者たちに押し切

[*1] ESH：European Society of Hypertension
[*2] ESC：European Society of Cardiology

Jカーブ仮説―HOT研究でホッとせず

　高血圧治療の有用性を確認する臨床試験が発表され始めた 1987 年，英国から衝撃的な論文が発表された。もともと虚血性心疾患を有する例に対して β 遮断薬などの降圧薬を使用して DBP が 85 mmHg 未満に下がった場合には，心筋梗塞再発による死亡率が増えるという論文である。これが Cruickshank による J カーブ仮説であり [31]，血圧は下げるべしという空気のなかで一石を投じ大いに話題をさらった。

　しかし，この論文は case-control 研究であり，信憑性を確認するためには前向きなランダム化比較試験が必要であった。それが HOT 研究*である [32]。

　世界 26 ヵ国から DBP100 ～ 115 mmHg の高血圧患者 18,790 が参加した。症例は降圧目標によって DBP ≦ 90 mmHg，≦ 85 mmHg，≦ 80 mmHg の 3 群にランダム化された。第一選択薬には Ca 拮抗薬フェロジピンが用いられ，第二選択薬として ACE 阻害薬または β 遮断薬が使われた。心筋梗塞，脳卒中などの心血管イベント発生を一次エンドポイントとして平均 3.8 年間追跡された。

　結果は 3 群間のエンドポイントに有意差はみられなかった。その理由はイベント発生数が予想外に少なかったことと，3 群の DBP の差が小さすぎたためであった。しかし，DM 合併例では DBP ≦ 80 mmHg 群で心血管イベントが有意に少ないという結果が得られた。以来 DM 合併例での降圧目標値は 130/80 mmHg 未満とすることが定着したことは唯一の収穫であった。

　DBP を 85 mmHg 未満に下げても死亡率は増えないともいえるが，有用であるともいえないという曖昧な結論を残した。

* HOT：Hypertension Optimal Treatment

られた形でこれまで WHO と堅持してきた厳格な降圧目標が緩和されてしまった。しかし，5 年後には再び厳格降圧に戻ることになる。

5）さまよう高齢者降圧目標，再び全例 140/90 mmHg 未満に戻す ―2018 年版

　2018 年 6 月にバルセロナで開催された ESH で，ESH / ESC GL 2018 [33] が発表された。SPRINT 研究の結果が欧州の GL でどのように評価されるかが注目されるなか，高血圧の基準は 140 / 90 mmHg 以上と 2013 年版 GL と変わらず，130 / 80 mmHg 以上とした米国の ACC/AHA GL とは一線を画した。24 時間血圧や家庭血圧などの利用による診察室外血圧（Out-of-Office BP）が重視された。潜在的な高血圧患者の検出も強化され，正常高値（130 ～ 139 かつ / または 85 ～ 89 mmHg）例では，少なくとも年に 1 回，診療所で血圧を測定することが明記されるとともに，この血圧レベルでも心血管系疾患を合併したり，リスク因子が高ければ降圧薬治療を考慮することとした。

表6　日米欧の降圧目標値の比較

	ACC/AHA（米国）2017	ESH/ESC（欧州）2018	JSH（日本）2019
一般（若中年）	<130/80	120-129/70-79	<130/80
高齢者	<SBP130 （65歳以上）	130-139/<70-79 （65歳以上）	<140/90 （75歳以上）
糖尿病	<130/80	120-129/70-79 130-139/70-79 （65歳以上）	<130/80
腎臓病	<130/80	130-139/70-79 （全年齢）	蛋白尿＋<130/80 蛋白尿－<140/90
脳卒中既往	<130/80	120-130/70-79 130-139/70-79 （65歳以上）	<140/90
虚血性心疾患	<130/80	120-130/70-79 130-139/70-79 （65歳以上）	<130/80

（桑島巖 提供）　　　　　　　　　　　　　　　　　　　　　　　　　　　（mmHg）

　降圧目標は，65歳未満ではSBP 120〜129/DBP 70〜79 mmHg とし，65歳以上ではDM や CKD などの合併症の有無にかかわらず130〜139/＜70〜79 mmHg を目指すとして2013年版よりも下げているが，降圧目標に幅をもたせたことが特徴である。65歳未満のDM 患者では120〜129/70〜79 mmHg と米国と足並みをそろえた（**表6**）。

　治療法に関しては，最初の治療開始から併用療法も可能とした。併用の組み合わせも高血圧のタイプに応じていずれも可能とし，医師の裁量権を重視する内容となっている。具体的には合併症のない高血圧，DM と CKD を合併した高血圧では，ACE 阻害薬/ARB と Ca 拮抗薬または利尿薬の併用が第一選択薬となった。

3. 英国のBHS/NICEガイドライン

1) 治療薬の選択に独自のAB/CDルールを採用

　英国高血圧学会（BHS[*1]）は国立医療技術評価機構（NICE[*2]）と合同で，

[*1] BHS：British Hypertension Society
[*2] NICE：National Institute for Health and Care Excellence

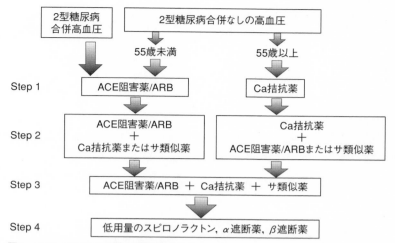

図1　BHS IV 2004の降圧薬治療ルール
サ類似薬：サイアザイド類似薬，ARB：アンジオテンシン II 受容体拮抗薬
(Williams B, et al. Guidelines for management of hypertension: report of the fourth
working party of the British Hypertension Society, 2004-BHS IV. J Hum Hypertens
2004;18:139-85. を改変)

WHO / ISH GL や ESH / ESC GL とは一線を画した独自の総合医向け GL を
作成している。最初は 1989 年に軽症高血圧治療指針[34]を発表し，次いで
1993 年に本態性高血圧治療 GL[35]を発表した。その後，1999 年[36]にはそれ
までより詳細，かつ具体的な治療指針を発表している。降圧薬治療開始基
準は 160 / 100 mmHg 以上，DM 合併例では 140 / 90 mmHg 以上とし，降圧
目標は非 DM，DM とも 140 / 90 mmg 未満とした。

　2004 年には BHS IV[37]を発表した。高血圧の基準は 140 / 90 mmHg 以上，
合併症のない高血圧の降圧目標値は 140 / 90 mmHg 未満とすることは米国
や欧州の GL と足並みをそろえたが，治療法において米国，欧州，日本の
GL とは一線を画して独特の指針 AB / CD ルール（**図1**）[37]を打ち出してい
る。step 1 では，55 歳未満に対し A（ACE 阻害薬 /ARB）あるいは B（β遮
断薬）を，55 歳以上では C（Ca 拮抗薬）または D（利尿降圧薬［サイアザ
イド類似薬］）を用いることを推奨している。降圧目標値に達しない場合は
step 2 として，55 歳未満 / 以上の症例とも A（or B）＋ C or D の 2 剤併用と
し，さらに step 3 では，A（or B）＋ C ＋ D の 3 剤併用を原則とした。

2) 診察室外血圧を重視—2019 NICE

2019 年，BIHS [*1] から発表された NICE GL [38] では診察室外血圧を重視しているのが特徴である。すなわち診察室での血圧が 140/90 mmHg から 179/119 mmHg の場合，ABPM または家庭血圧が 135/85 mmHg から 149/94 mmHg であれば，生活習慣の改善とリスクに応じた降圧薬治療の開始を薦めている。

降圧目標値は 80 歳未満では診察室血圧 140/90 mmHg 未満，ABPM/HBPM [*2] 135/85 mmHg 未満とし，80 歳以上では，それぞれ 150/90 mmHg 未満，145/85 mmHg と，高齢者に対しては依然として高めの目標値を設定して，米国の ACC/AHA や欧州の ESH/ESC と異なっている。

4. 日本のガイドラインの変遷

1) 降圧目標は "年齢＋90 mmHg"—JSH2000

わが国では久山町研究などの優れた疫学研究はあったものの，ランダム化比較試験がほとんどないために高血圧 GL の作成が大きく出遅れた。そして世界の潮流に遅れまいと発表した JSH [*3] 2000（藤島正敏委員長）[39] が，わが国の初めての高血圧 GL である。しかし，その内容はほとんどが欧米の臨床研究の成果を踏まえたものであり，日本人にも適用できるか否かの疑問は残った。

JSH2000 [39] における「高齢者の高血圧」の章は，当時の専門家の考え方を反映した内容であった。すなわち，高齢者高血圧の対象と，その降圧目標値は治療対象を 60 歳代，70 歳代，80 歳代と細かく区切り，60 歳代では 140〜160/90 mmHg 以上，70 歳代では 160〜170/90 mmHg 以上，80 歳代では 160〜180/90 mmHg 以上となっており，当時わが国の専門家の間でいわれていた適正血圧値は「年齢＋90 mmHg」という考え方に準じたものであった。この高齢者では降圧は不要あるいは危険という思想は，動物実験から導いた一つの理論（Experiment-based Medicine）に基づいている。つまり高齢者高血圧患者や脳卒中患者では，脳血流（autoregulation）の血

[*1] BIHS：British and Irish Hypertension Society（2016 年に名称を BHS から BIHS に変更することが決議された。）
[*2] HBPM：home blood pressure monitoring
[*3] JSH：Japanese Society of Hypertension

圧調整閾の下限が上方に移行するため，ある血圧レベル以下では脳血流が極端に低下し脳の血流障害を誘発する危険性があるという理論である。しかし，その頃すでに欧米では実験室から導かれた理論よりも，臨床から発信された evidence-based medicine に基づく考え方が普及し，それが GL に反映される時代になっていた。

　JSH2000 にはもう一つ大きな特徴がある。降圧薬開始基準および降圧目標値が心疾患，腎疾患（蛋白尿の有無），DM，脳血管症例などでそれぞれ異なることである。これに年齢別を加えるとおのおのの基準値や目標値は 8 ～ 9 通りもあり，作成した専門医でさえ覚えきれるものではなかった。また，70 歳で蛋白尿陽性，DM 合併例ではどうすべきかといった即時対応が必要な臨床現場では使いづらいものであった。

2) SHEP 研究の結果を反映―JSH2004

　その後，わが国の GL における治療目標値は，SHEP 研究[12]など欧米から相次いで発表されたエビデンスによって大きく変容していく。

　2004 年版（猿田享男委員長）[40]では，血圧分類は 2000 年版と変わりはないが，降圧目標値に変化がみられた。若年・中年者では 130/85 mmHg と不変，DM では 130/80 mmHg と DBP を下げた。そして高齢者に関しては 140/90 mmHg を目指すとしたものの，75 歳以上では慎重な降圧が必要との一文を添えている。

3) 不正論文の判明により採択から不採択へ ― JSH2009, JSH2014

　日本人に適した高血圧治療のエビデンス構築の必要性を痛感した日本高血圧学会や製薬会社は，大規模臨床試験に向けて動き出すことになる。そしてようやく 2006 年の国際高血圧学会(ISH)で日本初の大規模臨床試験と銘打った CASE-J 研究* [41]と Jikei Heart Study [42]が発表された。JSH2009（荻原俊男委員長）ではそれぞれの論文が引用されたが，その後になって改ざんによる論文撤回（Jikei Heart Study），誇大広告による業務改善命令（CASE-J 研究）などの問題が判明した。JSH2014（島本和明委員長）[43]では CASE-J 研究は採用されたが，Jikei Heart Study は不採用となった。血圧分類や降圧目標値は，2009 年版では 2004 年版を踏襲したが，2014 年版での降圧目標は 75 歳以上では 150/90 mmHg 未満と具体的に示し，引き上げた。

＊CASE-J：Candesartan Antihypertensive Survival Evaluation in Japan

4) 降圧目標をより厳格にした JSH2019

JSH2019（梅村敏委員長）[44] は，ディオバン事件の反省をふまえて，企業とは一線を画す強い姿勢で5年ぶりに改訂された GL である。この頃米国の ACC／AHA GL，欧州の ESH/ESC GL がすでに発表されているが，高血圧の定義，降圧目標値において両 GL に大きな違いがあるため，日本の GL の動向が注目された。

結果として，高血圧の定義は従来どおり 140/90 mmHg 以上とし，正常血圧を 120 mmHg 未満かつ 80 mmHg 未満，正常高値を 120 ～ 129 mmHg かつ 80 mmHg 未満とした（表5）。家庭血圧や 24 時間血圧における高血圧基準は前回と変更はない。高血圧の定義を変えることは高血圧人口を一気に増やすというマスコミの批判など，社会的，経済的影響に考慮したものと思われる。

大きな改訂点は，降圧目標値を米国 GL に倣ってより厳格に設定したが，年齢別に分けている点である（表6）。すなわち，75 歳未満の成人では診察室血圧 130/80 mmHg 未満，家庭血圧 125/75 mmHg 未満とし，75 歳以上，脳血管障害患者，蛋白尿陰性の CKD 患者では 140/90 mmHg 未満，家庭血圧 135/85 mmHg 未満とした。ただし，75 歳以上でも忍容性があれば個別に判断して 130/80 mmHg 未満を目指すとの一項も加えられている。いずれにしても，後期高齢者の診察室血圧の降圧目標値を 150/90 mmHg 未満，忍容性があれば 140/90 mmHg 未満とした 2014 年版からは大きな前進といえよう。高齢者の降圧目標に関して，緩めにと主張する大阪大学老年科教室と厳格な降圧を主張する筆者との間で長い間論争が続いていたが，高齢者でも 140/90 mmHg 未満を目指すという点でついに決着がついた形となった。

降圧薬治療の進め方に関しても，基本的には ACE 阻害薬／ARB，Ca 拮抗薬，利尿降圧薬のいずれも第一選択薬となりうるとし，step 2 ではこれらの併用を薦めている点では前回と変わりはない。ただし，併用にあたっては配合錠の処方がコンプライアンスの面から望ましいとしているのが特徴である。

5) ガイドラインのあり方

GL は，大規模臨床試験による新しいエビデンスの発表や新薬の登場によって，時代とともに変化する。また，エビデンスの解釈や人種差，経済性などの違いによって，各国の GL に違いが生じる（表6）。

表7　世界の高血圧治療ガイドラインと関連した主な出来事と大規模臨床試験 (1)

	主な出来事	大規模臨床研究	ガイドライン
1948	米フラミンガム心臓研究始まる		
1958	利尿降圧薬クロロチアジド		
1967		VA共同研究：重症高血圧	
1970		VA共同研究：軽症〜中等度高血圧	
1977			JNC 1
1978			WHO軽症高血圧GL
1979		HDFP stepped care	
1980		豪州でANBP発表	JNC 2
1981		日本で養育院研究発表	
1982	Ca拮抗薬ニカルジピン発売	米国でMRFIT発表	
1983			WHO/ISH GL
1984			JNC 3
1985		英国でMRC 欧州でIPPPSH発表	
1986	ACE阻害薬エナラプリル		WHO/ISH
1987	CruickshankのJカーブ仮説	欧米でHAPPHY発表	
1988	白衣高血圧 non−dipper概念		JNC 4
1989			WHO/ISH 英軽症HTGL
1991		欧米でMAPHY発表 米国SHEP, 欧州STOP-HT	
1993		米国からTOMHS	JNC 5　WHO/ISH
1995	Ca拮抗薬バッシング		
1996		中国STONE	WHO
1997		欧州からSyst-Eur	JNC 6
1998	初のARBロサルタン登場	HOT, 英国からUKPDS 38	
1999		日本からNICS-EH 北欧からCAPPP	WHO/ISH
2000	ARBディオバン発売	北欧からNORDIL	日本高血圧学会 JSH2000
2001		世界規模PROGRESS	
2002		北米ALLHAT	
2003			WHO/ISH JNC 7 ESH/ESC GL
2004			日本JSH2004 英BHS IV
2006	福岡で国際高血圧学会	Jikei Heart Study CASE-J発表	

表7　世界の高血圧治療ガイドラインと関連した主な出来事と大規模臨床試験 (2)

	主な出来事	大規模臨床研究	ガイドライン
2007		滋賀医科大学SMART発表	
2008		欧州でHYVET発表	
2009	ディオバン論争始まる	KYOTO HEART Study発表	日本JSH2009
2010		千葉大学VART発表	
2012		名古屋ハート研究発表	
2013		KYOTO HEART Study論文撤回 Jikei Heart Study論文撤回	米ISH/ASH GL 欧州ESH/ESC
2014	ノバルティス社員逮捕	SMART論文撤回	JNC 8 (非公式) 日本JSH2014
2015	ディオバン裁判始まる	SPRINT発表	
2016		VART論文撤回	
2017	ディオバン裁判1審無罪		ACC/AHA GL
2018	ディオバン裁判2審無罪	名古屋ハート研究論文撤回	欧州ESH/ESC
2019			日本JSH2019 英国NICE

(桑島巖 提供)

　GLは，医療現場で必要な時に速やかに役立つものでなければならないが，冗長で文章も複雑なものが多い。たとえば，降圧目標一つみても年齢別，合併症別に細かく分けているものもあり，実情に即していない面も少なくない。

　作成には多くの専門家が集い検討しているが，批判的な意見のものは受け入れられない傾向にある。米国でGLが乱立している一つの理由でもあろう。執筆者は臨床経験が豊富なことが必須であるが，わが国のGLをみても基礎研究を主としているような専門家が臨床的に重要な章を執筆していることに驚く。また作成委員は製薬会社や医療機器の企業などからなんらかの支援を受けている場合も多く，透明性の担保と利益相反（COI）の管理が重要である。

　表7に高血圧に関する主な出来事，大規模臨床試験とGLを時系列に示した。

第8章
Out-of-Office BP（診察室外血圧）—高血圧は"点"から"線"へ

　血圧計が発明され，診察室で患者の血圧が測定できるようになると，それが患者本来の血圧と考えられていた。しかし，それは1日の血圧の約10万分の1の血圧値でしかなく，患者の血圧をほんの少し垣間見たにすぎなかったのである。

　1980年頃から家庭血圧計や携帯型自動血圧計が実用化されると，家庭で測定すると血圧は正常値であるが，診察室では急上昇するといった現象や，睡眠中に血圧が下がらない現象が次第に明らかになり，white coat hypertension（白衣高血圧）や，non-dipper，masked hypertension（仮面高血圧）などといった新しい概念が登場し，血圧は従来の診察室での測定値"点"から，診察室以外の日常生活での"線"で評価する新しい時代が幕を開けたのである。

1. 白衣をみると血圧が上がる

　診察室と自宅で測定した血圧の間にギャップがあることは，古くから散発的に報告されていた。1975年に大岩ら[1]は，精神身体医学の観点から家庭血圧の意義について検討し，メンタルな要因により診察室血圧と家庭血圧の差異が生じることをすでに指摘している。また，土屋ら[2]は，まだ家庭血圧計が一般に普及していない段階で，アネロイド式血圧計を貸し出して家庭血圧を測定し，外来診察室と家庭との血圧の差について詳細に検討し，未治療患者では収縮期血圧（SBP）が平均13.8 mmHgの差異があり，その差は男性より女性に顕著であることや，降圧薬や精神安定剤はその差異に影響を与えないと報告した。

　携帯型自動血圧計が実用化されると，1988年より米国のPickering[3]はそれを用いた研究成果を相次いで発表し始めた。まず，診察室拡張期血圧（DBP）が90〜104 mmHgの未治療高血圧患者292人のうち21%が診察室外での血圧が正常であったことから，このような症例をwhite coat hypertension（白衣高血圧）と命名した（**図1**）。

　研究が進むと，白衣現象の成因や実態について以下のような事柄が明ら

99

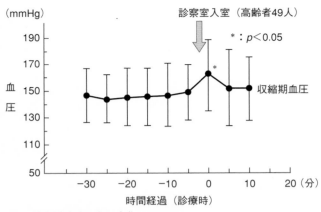

図1 外来受診時の血圧変化 （桑島巌 提供）

かになった。

1. 白衣現象の原因は，医療スタッフの言動に対して心理的に身構える一種の警戒反応である。

2. 白衣高血圧には慣れの現象を生じないため，同じ医師に数年かかっていても診察室に入室すると必ず上昇する。また，あらゆる降圧薬は無効であるために，白衣現象であることを知らずにいると，降圧薬の量がかなり多くなる。

3. 白衣高血圧は，初期の研究では若年女性に多いとされたが，その後の研究で高齢者でも多いことが判明。

4. 若年者と高齢者ではその病態と予後が異なる。どちらも交感神経亢進によりカテコラミンが増大する点では共通しているが，若年者の場合にはカテコラミンの増大による一過性の血管収縮によって血圧が上昇する（血管収縮型）のに対して，高齢者ではすでに進行した動脈硬化によって狭窄した血管内を，心臓から拍出された血流が上昇することで血圧が上昇する（心拍出量増大型）。

5. 高齢者の白衣現象は，脈圧の大きい例に多くみられ頻脈を伴いやすい。

白衣高血圧の概念が広まったことで，これまで診察室で測定した血圧値により降圧薬の開始や増減を考えてきた臨床医は，家庭での血圧値をもとに判断するようになった。白衣高血圧を認識することで従来必要のない降圧薬の数が大幅に減少することになった。

column 1	白衣高血圧と白衣現象の違い

　"白衣高血圧"は，診察室外では正常血圧値であるが，診察室で一過性に高血圧レベルまで上昇する現象である。一方，"白衣現象"とは診察室で血圧が一過性に上昇する反応を意味する言葉であり，本来高血圧の患者にも生じうる現象である。

column 2	白衣高血圧は無害か

　白衣高血圧は有害か無害かという議論がなされた。若年者の白衣高血圧は，元来動脈硬化のない血管の一過性収縮により血圧が上昇し，診察室以外ではまったく正常なので，完全に無害といえよう。しかし，高齢者の白衣高血圧は動脈硬化の結果として血圧が短期に変動する現象という面がある。そのため，診察室以外，たとえば起床時，排便時など日常生活のさまざまな状況においても血圧の一過性上昇を繰り返しており，必ずしも無害ではないと筆者は考えている。有害か無害かはむしろ家庭血圧あるいは夜間血圧の絶対値によるもので，相対的なものではない[4]。

2. 仮面高血圧（masked hypertension）　—夜間のリスクと職場のリスク

　米国の Pickering[5] は 2002 年，masked hypertension という概念を提唱し，筆者はこれを「仮面高血圧」と訳した。masked hypertension は，夜間高血圧，早朝高血圧，職場高血圧に大別され，外来診察室での血圧測定では知ることができない隠れた高血圧の総称である。Bobrie ら[6] は，診察室血圧や昼間血圧に比して masked hypertension の生命予後は不良であると報告した。

1）夜間高血圧，non-dipper

　「痴呆は，夜作られる」。この言葉は今から 40 年ほど前，日本の神経内科の大御所が夜間血圧が薬で下がりすぎると脳の血流が減少して脳細胞の虚血が進行するという仮説を講演会などで広めるときに用いた言葉である。当時はもっともなこととして多くの臨床家に受け入れられた。しかし，1990 年に Shimada ら[7] が，夜間血圧が下降しない症例ほど MRI 上での無症候ラクナが多いという従来の通説とは真逆の論文を発表し，この論文をきっかけに夜間血圧に対する考え方が大きく変わっていく。われわれも，夜間に血圧が下がらない例では心臓が肥大しており，心収縮予備能が減弱していることを報告した[8]。本来，心身ともにリラックスして，血圧や心拍

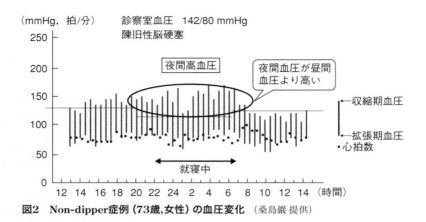

（mmHg，拍/分）　　診察室血圧　142/80 mmHg
陳旧性脳硬塞

夜間高血圧

夜間血圧が昼間
血圧より高い

就寝中

←収縮期血圧

←拡張期血圧
・心拍数

図2　Non-dipper症例（73歳, 女性）の血圧変化　（桑島巌 提供）

数が下がるべき夜間の就寝時間帯に血圧が下がらないということは，その時間帯を通して血管に負担をかけ続けることになるのである。

　このような夜間就寝中において生理的な血圧低下が抑制されている高血圧例（**図2**）は"non-dipper"と呼ばれ，糖尿病や脳梗塞既往例，心肥大合併例で頻度が高く，加齢とともに増加する。

　non-dipperの定義として，夜間降圧度が昼間血圧の10%未満とする報告が多い。夜間血圧が昼間血圧よりも高い場合をriserと呼ぶ研究者もいるが，non-dipperと同義である。また，夜間血圧が昼間血圧の20%以上低下する場合はextreme dipperと定義した研究者もいた。しかし，後で述べるようにextreme dipperの生命予後はdipperと同様に良好であり，riserやextreme dipperなどの用語の濫発は混乱を招きかねない。いずれにしても，昼間血圧と夜間血圧の相対的な違いを指す用語であるnon-dipperとdipperで基本的には十分である。

①降圧薬の持続時間と夜間血圧

　non-dipperやdipperの降圧パターン分類の定義は，降圧薬服用例でも適用できる。なかでもCa拮抗薬やACE阻害薬，ARBなどの血中濃度に依存して降圧効果を発揮するタイプの降圧薬では，半減期が短い場合に夜間の降圧が消失してnon-dipperパターンとなる場合がある。

　降圧薬の持続性を数値指標で表すT/P比という概念が登場した。薬剤によりもっとも降圧が得られたときの降圧度をpeakとし，もっとも効果が減弱する降圧度をtroughとしてプラセボとの差を比率で示すものである（**図3**）[9]。

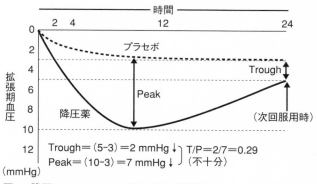

図3　降圧のpeak, troughとT/P比の計算式
（Rose M, et al. Some problems with antihypertensive drug studies in the context of the new guidelines. Am J Hypertens 1990;3:151 - 5. を一部改変）

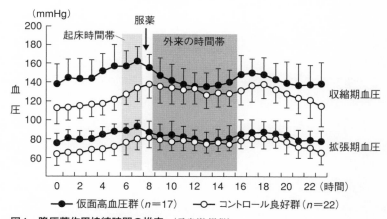

図4　降圧薬作用持続時間の推定 （桑島巌 提供）

trough の時点，すなわち 24 時間後の次回服用時の降圧度が大きい薬剤ほど薬効の持続性がよいということになる。少なくとも peak 時の半分，T/P 比が 0.5 以上あることが望ましい。降圧効果の持続性が短い降圧薬を朝食後に服用した場合には，**図4** に示すように夜間から早朝の血圧が高いまま推移し仮面高血圧となる。一方，利尿降圧薬は血中濃度に必ずしも依存せずに降圧をもたらすため，降圧効果が長い。Uzu らは，降圧利尿薬を使用することによってnon-dipperをdipper に変換できるという興味深い成績を示している[10]。

② dipper と extreme dipper の予後は良好

24 時間血圧を測定した欧州の四つの研究のメタ解析からも，夜間血圧が

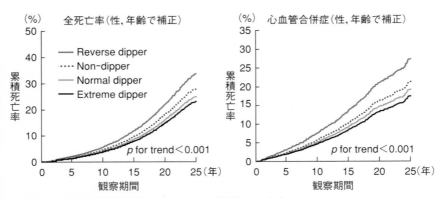

図5　Dipping状態による累積死亡率と心血管合併症発生率
Reverse dipperの予後がもっとも不良で，extreme dipperの予後は良好である。
（Yang WY, et al. Association of office and ambulatory blood pressure with mortality and cardiovascular outcomes. JAMA 2019;322:409-20. より引用）

総死亡および心血管死を予測する因子として昼間血圧よりも重要であることが明らかになった[11]。わが国も参加した IDACO 国際研究*[12] は，24 時間血圧を測定した 11,135 人のデータを解析し，夜間血圧と心血管リスクとの関連について検討し，夜間血圧が全死亡，心血管アウトカムのいずれとも有意な関係を示したことを報告している（**図 5**）[12]。さらに，夜間の血圧降下パターン別に分析しても，全死亡，心血管合併症が多いのは non-dipper であり，逆に少ないのは dipper と extreme dipper であったことを明らかにした。安静時血圧と活動時血圧のいずれが心血管予後に重要であるかとの論争は長い間続いていたが，安静時血圧（基礎血圧）こそが心血管予後を決定することで決着がついた。

③夜間に血圧が下がらない理由

なぜ夜間血圧が下降しないのか，あるいはなぜ下降しない症例では左室肥大や動脈硬化が進展しているのであろうか。**図 6**[13] に示すように，夜間高血圧の発症機序について筆者は下記のように考えている。

1. 自律神経障害により昼間活動時や起立時に血圧が上昇しない。
2. 夜間の交感神経活性が抑制されているのに，動脈硬化によって血管が拡張しえない可能性がある。

---

*IDACO：International Database on Ambulatory Blood Pressure Monitoring in Relation to Cardiovascular Outcomes

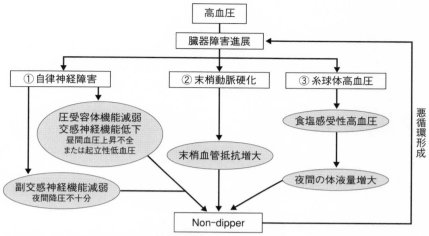

図6　高血圧からnon-dipperに進展する機序（桑島巌 提供）

---

column 3　**夜間血圧が高い extreme dipper とは？**

　Kario ら[14] は 1996 年に，extreme dipper は脳心血管合併症が多いという論文を発表し，一時話題になった。この論文の extreme dipper 群の夜間 SBP は 125 mmHg である。この数値は夜間としては決して低いとはいえず，ガイドラインによればむしろ高いのである。論文の著者は夜間 SBP が昼間 SBP の 20％以上低下した例を extreme dipper と定義したが，対象は白衣高血圧症例を含まない持続性高血圧症であった。したがって，本論文における extreme dipper 群では夜間，早朝とも血圧が高く，ラクナ梗塞の程度が高いのは当然のことである（**表**）[14]。

表　異なる夜間血圧降下を伴う持続性高血圧症の高齢患者の特徴

	Extreme dippers (n=16)	Dippers (n=38)	Non-dippers (n=46)
年齢	70	69	72
24時間血圧*	147(140-153)	148(145-150)	154(149-158)[a]
昼間血圧*	162(154-169)	156(153-159)	154(150-159)
夜間睡眠時血圧*	125(118-131)[b]	135(132-137)	152(148-156)[c]

*血圧はいずれも収縮期血圧
[a]:$p<0.05$, [b]:$p<0.001$, [c]:$p<0.0001$ vs dippers by Student's t test

（Kario K, et al. Nocturnal fall of blood pressure and silent cerebrovascular damage in elderly hypertensive patients. Advanced silent cerebrovascular damage in extreme dippers. Hypertension 1996;27:130-5. より引用）

3. 夜間就寝時に体液が体幹に集まり，血管内容量が増大する可能性がある。特に食塩感受性を有する症例では高食塩摂取により体液量が増加し，夜間の降圧が抑制され non-dipper となる。このような例では，食塩摂取制限を行うと夜間の降圧がみられるようになる。

4. 持続する高血圧によって動脈硬化が進行すると末梢血管抵抗が増大して，夜間の交感神経抑制では降圧しにくい。すなわち，動脈硬化の結果として non-dipper が出現する。

5. non-dipper 自体が血管に対する負荷となり，さらに動脈硬化を促進するという悪循環を形成する。

6. 降圧薬の効果が 24 時間持続していないことがかなり多い。Ca 拮抗薬，ACE 阻害薬 /ARB，α遮断薬などは血中濃度に依存して降圧をもたらす。これらの中で現在 24 時間以上の血中濃度持続が確認されているのは，Ca 拮抗薬アムロジピンのみである。

2) 睡眠時無呼吸症候群

睡眠中，上気道閉塞による気流停止から周期的に低酸素血症を繰り返す閉塞性睡眠時無呼吸症候群（OSAS*）は心臓突然死や脳心血管性疾患のリスクが高いことが知られている。中・高齢者や肥満にその頻度が多いが，小顎などの顔面骨格や扁桃肥大などでもみられる。多くは家族から，いびきが突然止まり呼吸をしていない瞬間があるとの証言で気づくことが多い。

OSAS で問題になるのは，昼間活動時に突然の睡魔に襲われることや，集中力の欠如で仕事上のミスを起こしやすいことであり，早期の対策は非常

---

memo 1 **起立時のふらつきを伴う non-dipper に対する治療の秘訣**

non-dipper は，パーキンソン病や高度の起立性低血圧を合併する自律神経失調例でもみられることが多い。自律神経障害のために，昼間の起立時に立ちくらみやふらふら感を有する。一方，臥位時の血圧は持続的に高く，この間に腎機能障害や心肥大が徐々に進行する。このような場合，昼間の起立活動時に弾性ストッキングなどを大腿部に装着し，物理的に血液の下肢への移動を防ぐ。また，夜間の高血圧に対しては降圧効果の持続が比較的短いニフェジピン L のような降圧薬を選択する。このような工夫で，自覚症状の抑制と動脈硬化の進展が予防できる。

---

* OSAS：obstructive sleep apnea syndrome

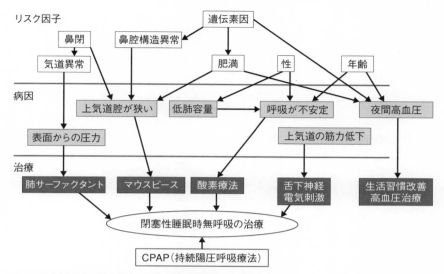

図7　閉塞性睡眠時無呼吸のリスク因子，病因および治療
（Jordan AS, et al. Adult obstructive sleep apnoea. Lancet 2014;383:736-47. を一部改変）

に重要である。

　診断と重症度分類は，睡眠ポリグラフィーによって行われ，無呼吸・低呼吸指数（AHI[*1]）が 1 時間あたり 5 〜 15 を軽症，15 〜 30 を中等症，30 以上を重症とする。AHI 30 以上では持続陽圧呼吸療法（CPAP[*2]）などの治療が必要となる。OSAS が重症になるにつれ高血圧の頻度が上昇し，特に non-dipper の頻度が高くなる[15]。夜間高血圧自体が動脈硬化を進行させ，脳心血管障害のリスクとなるのみならず，腎障害を進展させる（**図7**）[13]。

　CPAP 治療により夜間睡眠時の血圧は下降する[16]が，治療に対するアドヒアランスが悪い例も多く，そのような例では夜間降圧効果も不十分で，脳心血管障害リスクの低下効果も乏しい。

　ポーランドの Warchol-Celinska らは，OSAS を合併した治療抵抗性高血圧症例 60 例を腎除神経術（RDN[*3]）施行群と対照群にランダム化した研究において，RDN 群は対照群に比べて診察室血圧，24 時間血圧とも有意な低下がみられたうえに，OSAS の AHI も改善したと報告している[17]。RDN 自体

[*1] AHI：apnea hypopnea index
[*2] CPAP：continuous positive airway pressure
[*3] RDN：renal denervation

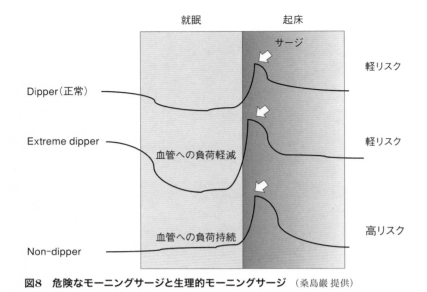

就眠　　　　　起床

サージ

Dipper（正常）　　　　　　　　　　　　　　　軽リスク

Extreme dipper　　　　　　　　　　　　　　　軽リスク

血管への負荷軽減

血管への負荷持続

Non-dipper　　　　　　　　　　　　　　　　　高リスク

図8　危険なモーニングサージと生理的モーニングサージ　（桑島巌 提供）

の交感神経抑制がOSASを改善したのか，あるいは血圧を下げることが
OSASに有効であったのかは不明である。

3) 早朝高血圧とモーニングサージ，その違いを識る

　早朝には心筋梗塞や脳梗塞の発症が多いという報告は数多くある。その
原因として，起床直後の血圧の一過性上昇，すなわちモーニングサージが
脳心血管イベントの引き金になるのではないかという仮説が存在した。た
しかに就寝中の副交感神経優位な状態から起床直後の交感神経優位な状態
への切替えは“交感神経の嵐”とも呼ばれ，血管障害は生じやすい。しかし，
いかにモーニングサージが強力であっても動脈硬化の進展していない正常
血管では血管内血栓は生じにくく，動脈硬化がかなり進行している症例，
つまり夜間血圧が高い，あるいはnon-dipperの症例に発生しやすいわけで
ある。すなわち，夜間血圧高値が朝まで持続し，起床によってさらに血圧
の一過性上昇をきたすことが本当の意味のモーニングサージであると考え
られる（図8）。夜間血圧が低い症例は動脈硬化が進行していないか，ある
いは軽微であるために，起床時の血圧急上昇によって脳卒中や心筋梗塞を
起こす可能性は高いとはいえない。したがって，一律にモーニングサージ
自体が心血管イベント発症リスクであるという信頼性の高い臨床研究はま
だ存在しない。

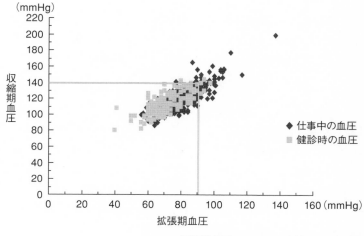

収縮期血圧 140 mmHg 以上：29/265 人
拡張期血圧　90 mmHg 以上：57/265 人
140/90 mmHg 以上：61/265 人（23%）

図9　都庁職員における健診時血圧と勤務時血圧
（Harada K, et al. Workplace hypertension is associated with obesity and family history of hypertension. Hypertens Res 2006;29:969-76. より作図）

　むしろ血管合併症を予防するうえで重要なことは，夜間血圧を下げるような降圧薬治療を選択することである。

4）職場高血圧—中間管理職の悲哀

　家庭血圧や 24 時間血圧測定の意義は，外来診療では知ることのできない被検者の普段の血圧値を知ることである。家庭血圧は家庭で過ごす時間帯の多い主婦や自宅営業の人には有益かもしれないが，働く人のほとんどは勤務先で最低 8 時間は過ごすわけであり，職場が主な日常生活の場である例が多い。そこでわれわれは，東京都庁職員 265 人に，職場で医療スタッフのいない状況で，仕事の合間に家庭血圧計で自分の血圧を測定してもらった。3 ヵ月以内に行った健診時の血圧と対比したところ，健診時には正常血圧と判定された職員のなかに職場で測定した血圧が 140/90 mmHg 以上の例が 23% にみられた（**図 9**）[18]。多変量解析による分析では，年齢，BMI，高血圧家族歴などが有意な関連因子であった。

　同様の結果がニューヨーク市での研究（Worksite Hypertension Study）でも示されている。Belkic ら[19] は，ニューヨーク市で勤務している男性 267 人に携帯型自動血圧計を装着し随時血圧と職場血圧との関係について検討

したところ，職場の診療所で測定した DBP が 85 mmHg 未満の群 181 人のうち 36 人（20％）が仮面職場高血圧であった。SBP と DBP の違いはあるものの，われわれの成績とほぼ同頻度の隠れ職場高血圧（仮面職場高血圧）がみられた。

　民間企業に勤務する 163 人に対しても同様の方法で検討したところ，33％の隠れ職場高血圧が認められた。このような民間企業と公務員の隠れ職場高血圧の差が，ストレスによる違いなのか，あるいは喫煙など他の要因に由来するのかについて検討が必要であろう。

　職種別では，心理的要求が高く仕事上の裁量権が低い職場において，高血圧の頻度が高いとされる。米国カリフォルニア健康インタビュー調査報告 2001 [21] では，労働者 24,205 人を職種別にみると，高血圧の頻度は専門職よりも事務職で高く，未熟練労働者で高かったと報告されている。

　教師にはストレスが多いことが知られているが，女性教師 168 人の高血圧の頻度はデザイナーや研究者など他の職種に比べて 1.5 倍であったとする報告もある [22]。

　今後，ウェアラブル血圧計などを用いて職場高血圧の実態がさらに明らかになることを期待したい。

3. 仮面高血圧が治療対象に，白衣高血圧が対象外に

　診察室血圧のみを指標に高血圧治療を行うことで白衣高血圧も治療してきた。しかし，家庭血圧計や 24 時間血圧計の利用により白衣高血圧の治療は不要となり，かわって夜間血圧や職場高血圧などの仮面高血圧（隠れ高血圧）が治療の対象となってきている（**図 10**）。

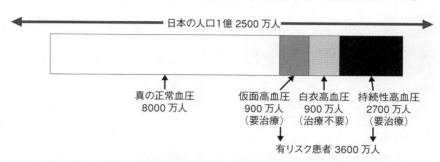

図10　仮面高血圧に対する治療が増え，白衣高血圧に対する治療は不要になる
Pickering G のデータより推計。
（桑島巌 提供）

第9章
難治性高血圧へのあくなき挑戦
—電気治療からデバイス治療まで

　優れた高血圧治療薬が普及した現在では考えられないことであるが，今から約50年前までは，"悪性高血圧"と呼ばれる急激に死に至る重症な高血圧が存在した。当時の薬物療法を駆使した治療にはまったく反応せず，失明，意識障害，乏尿そして死という悲惨な経過を辿るのを医師はだまってみているしかなかった時代があったのである。それでも医師たちはひと筋の光明を見出そうとして，新しい治療法を頼りに悪戦苦闘した。人間は，まがい物とわかっていても藁にもすがる思いで，先進的や奇跡という言葉につられて新しい治療に飛びつくことは，今も昔も変わらない。

　本章では，難治性高血圧の治療に挑んだ医学者たちの苦悩の跡を巡ってみよう。

1. 電気治療——一時的な効果は得られたが…

　血圧が測定できるようになり，高血圧の怖さがわかり始めた20世紀初頭に電気療法なるものが流行した。1905年にれっきとした科学雑誌 Academy of Science に投稿された論文のなかには，高血圧の治療に有効であると電気療法を賞賛したものもあった。檻に入れた患者の体内に高周波の電流を流す方法である"高周波電流浴治療"は，発明者の名をとってダルソンバリゼーションと名付けられた（**図1**）[1]。心理的な影響もあり，たしかに一時的には血圧は下がったケースもあったようだが，その効果は一時的で，長続きしないことがわかると，やがてまったく使われなくなった。

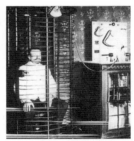

図1　高周波電流浴治療
(A century of arterial hypertension, 1896-1996. Nicolas Postel-Vinay ed. ; in collaboration with the International Society of Hypertension; translated by Richard Edelstein and Christopher Coffin. New York : Wiley; 1997. より引用)

2.　放射線療法――弊害が語られることなく，やがて消滅

　X 線は，イタリアの Riva-Rocci がカフを用いた血圧計を発明する 1 年前の 1895 年にドイツの物理学者レントゲンによって発見され，早い時期から医学において応用されていた。そのなかで人体のさまざまな臓器に対する放射線治療が試みられていたが，副腎への照射療法もその一つであった。フランスの若い医師 Paul-Henri Cottenot は，副腎過形成が高血圧や動脈硬化の原因であると固く信じており，29 人の慢性高血圧患者に X 線照射療法を実施した [1]。その結果，ほとんどの症例で血圧が下がったと報告しているものの，まず高血圧の成因として副腎疾患ありきとの信念を正当化するための治療法であり，科学的な研究といえるものではなかった。そして，その有効性と弊害に疑問が投げかけられると，放射線療法についての報告は次第になくなっていった。血圧には心理的安心感（プラセボ効果）によって下降するという現象があることが，まだわかっていなかった時代の話である。

　理論や理屈が先行したために，事実が歪められることは今も変わらないようである。

3.　発熱療法――悪性高血圧に窮余の一策

　重症高血圧に対して有効な薬がなかった時代，発熱療法が試みられたこともある。しかも，当時の高血圧研究の第一人者である Page すら教科書に記載した治療法であった [2]。患者にマラリアなどの感染因子を注射したり，赤外線照射によって体温を上昇させたりすることで，毛細血管が拡張して強い降圧効果が認められた。高血圧研究のメッカであるクリーブランドクリニックでも発熱療法が 20 人の悪性高血圧患者に応用され，降圧効果は 3 ～ 6 ヵ月持続し眼底所見の改善もみられた。たしかに今でも温浴療法が末梢血管を拡張させることで後負荷が軽減し，心不全治療に有効なことが報告されており，暑い季節や，入浴後に血圧が著明に下がることも明らかである。しかし，有効な薬物治療法が普及した 1950 年以降は，あえて発熱物質を注入するという危険を冒す医師はいなくなった。

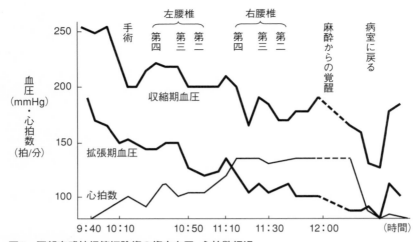

図2　腰部交感神経節切除術の術中血圧，心拍数経過
1925 年にメイヨークリニックに紹介されてきた，失明と頭痛，高度高血圧の 33 歳男性。
(Rowntree LG. Bilateral lumbar sympathetic neurectomy in the treatment of malignant hypertension. JAMA 1925:5:959-61. を改変)

4. 手術で血圧を下げる！―交感神経節切除術

　1900 年頃，自律神経系の解剖と機能の解明に貢献した英国ケンブリッジ大学の生理学者 Gaskell ら[3] によって，交感神経細胞は脊椎体の両側外側に数珠状に集まっており，それぞれが全身の血管の収縮と拡張にかかわっていることが明らかにされていた。1913 年フランスの外科医 Leriche は腕や下肢の血流障害がある患者に，対応する交感神経線維を切除するという方法で血管が拡張して血流が改善することを示した[4]。

　1925 年，米国メイヨークリニックの Rowntree と Adson はこの方法を高血圧患者に応用して腰部交感神経節切除術を行い，血圧を下げることに成功した（**図 2**）[5]。彼らの術式は横隔膜下アプローチで内臓神経の切除のみ

---

memo ■ **日本の交感神経節切除術**

　日本では交感神経節切除術はあまり行われなかったが，横浜市立大学など一部の大学病院で精力的に取り組まれた。かなりの大手術であり，かつ術後のインポテンツや起立性低血圧などの問題で普及しなかったという。（蔵本築［監］，桑島巖，齊藤郁夫［編］. 臨床高血圧の 100 年―過去からみえてくる未来. ライフサイエンス出版；1997. より）

が行われたが，その後 Peet によってさらに広範な神経ブロック効果が得られる横隔膜上アプローチが行われるようになり，約12年間で1500例に施行された[6]。さらに，1940年以降は横隔膜の上下両方のアプローチを合わせた方法も考案され，より完全な脱交感神経手術へとエスカレートしていった。こうなると手術そのものの危険性に加えて，術後の起立性低血圧による失神や転倒のリスクが問題となった。しかし，放置すると死に至る悪性高血圧に対して有効な薬物治療がない時代において，命を救う数少ない方法の一つとして正当化されていたのである。まもなくして利尿降圧薬などの有効な治療薬が登場すると，約10年続いた脳外科医が高血圧を治療するという時代は終焉を迎え，内科医にバトンが渡された。

5. 頸動脈圧受容体電気刺激―ペースメーカ治療

　頸動脈および大動脈弓に存在する圧受容体は，頸動脈内の圧力を感知して血管運動中枢に情報を伝え，全身の交感神経活性を調節する。とくに頸動脈圧反射は体位変換時などの短期的な血圧変動を制御しているが，慢性的に圧受容体を刺激することによって，受容体をリセットして長期的に血圧上昇を抑制する（**図3**）[7]。事実，頸動脈洞電気ペーシングを用いて高血圧緊急症の血圧を下げることができたとの報告もなされた（**図4**）[8]。

　そこで，CVRx 社の RheosR System という刺激発生装置を用いて薬物治療抵抗性高血圧患者265例を対象とした臨床研究が行われ，2011年にその成績が発表された[9]。機器は鎖骨下付近に植え込まれ，そこから伸びるリードを左右の頸動脈洞に巻き付け，リードから1～6ボルトの刺激が出される。対象を植込み1ヵ月後に両側圧受容体ペーシングを行う群（A群）と，6ヵ月後に開始する群（B群）にランダム化され，両群ともさらに6ヵ月のペーシングが行われた。結果は6～12ヵ月後に10 mmHg 以上の降圧が得られた割合は A群54％，B群46％で有意差はみられなかった。しかし，その後改良を加えた Barostim neo legacy という機器を植え込み，322例を組み込んだ Barostim neo 試験では，収縮期血圧（SBP）/ 拡張期血圧（DBP）が−32/−17 mmHg 低下したと，2014年の欧州 / 国際高血圧学会で発表した[10]。

　米国の FDA は，2014年に CVRx 社の Barostim neo legacy デバイスを治療抵抗性高血圧に対する，"人道的機器適用免除（Humanitarian Device Exemption）"として医療機器の認可を与えた[11]。これは，機器の承認にあたっ

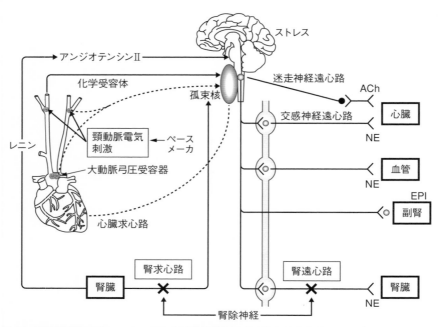

図3 頸動脈圧受容体ペーシングおよび腎除神経の交感神経血圧調節メカニズム
ACh：アセチルコリン，EPI：エピネフリン，NE：ノルエピネフリン
（Martin EA, et al. Premise, promise, and potential limitations of invasive devices to treat hypertension. Curr Cardiol Rep 2011;13:86-92. を改変）

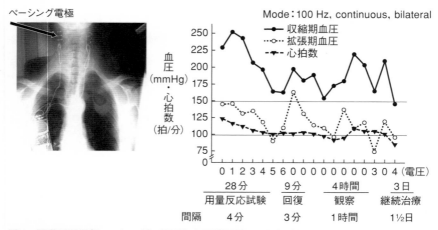

図4 頸動脈洞電気ペーシングで著明な血圧低下がみられた1例
（Mohaupt MG, et al. Management of uncontrollable hypertension with a carotid sinus stimulation device. Hypertension 2007;50:825-8. より引用）

て安全性の証明は必要ではあるが，有効性に関しては臨床試験で完全に証明されなくても，予想される便益が説明できれば承認するという対応である。治療抵抗性という重篤な病態に対しての特別な対応であったと考えられる。

6. カテーテル腎除神経術—革新的治療か，はかない夢か

　大腿動脈から腎動脈に挿入したカテーテルで，血管内膜側から高周波を発生させて外膜側の腎神経を焼灼し血圧を下げるという腎除神経術（RDN*）が，薬物治療に抵抗性を示す重症高血圧例に 2009 年に臨床応用されるとドイツ，オーストラリアを中心に高血圧の最先端治療として瞬く間に世界中に広まった（**図 5, 6**）。そして，その成果を科学的に検証するために一連の HTN 研究シリーズが開始された。

1）Symplicity HTN シリーズ 1-3

　薬物治療抵抗性高血圧患者 88 例が参加したオープン試験 Symplicity HTN-1 研究[12]では，診察室血圧 SBP/DBP は −36／−14 mmHg と著しく低下したと報告された。しかし，本研究では携帯型自動血圧計による評価は行われず，対照群を設定していないことなどから，真の有効性という結論を導くには時期尚早とされた。

　Symplicity HTN-2 研究[13]では，薬物治療抵抗性高血圧患者を RDN 治療群と従来治療継続群（対照群）とにランダム化して血圧経過が観察された。その結果，対照群では血圧変化はみられなかったのに対して，RDN 治療群で診察室血圧が −32／−12 mmHg と著明な効果を示した。また，半数の症例で実施された 24 時間血圧でも RDN 治療群で −11／−7 mmHg と顕著ではないものの有意な低下を示した。この結果を受けて欧州やオーストラリアでは RDN を正式な治療法として是認するところも出てきた。

　しかし，偽手術群を設定して行われた Symplicity HTN-3 研究[14]では，一次エンドポイントである 6 ヵ月後の SBP は，RDN 群で −14 ± 24 mmHg，偽手術群で −12 ± 26 mmHg と両群間に有意差がみられず，24 時間血圧についても降圧度に有意差はみられなかった。

　一連の HTN 研究シリーズを解析してみると，有効でなかった理由がいく

---

* RDN：renal denervation

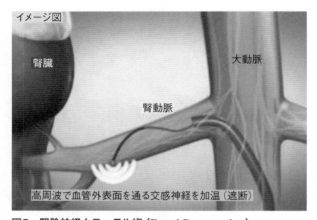

イメージ図

腎臓　　　　　大動脈

腎動脈

高周波で血管外表面を通る交感神経を加温（遮断）

図5　腎除神経カテーテル術 (Renal Denervation)
https://www.terumo.co.jp/pressrelease/detail/20130329/858/index.
html（出典元：テルモ株式会社のホームページから引用）

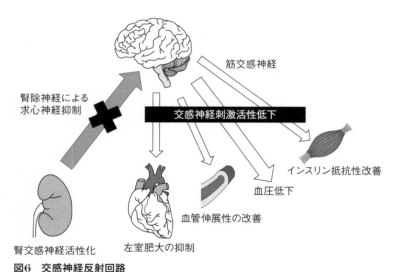

筋交感神経

腎除神経による
求心神経抑制

交感神経刺激活性低下

インスリン抵抗性改善

血圧低下

血管伸展性の改善

腎交感神経活性化

左室肥大の抑制

図6　交感神経反射回路
カテーテルによる腎除神経術がもたらす各臓器への効果
（桑島巌 提供）

つか考えられる。その一つは，RDN に対する反応性にはバラツキがあ
り，若年者や非黒人では，高齢者や黒人に比べて降圧効果が大きいことで
ある。二つ目は除神経術が不完全，すなわち焼灼熱が外膜まで到達してい
ない場合には効果がみられないこと。三つ目は，治療抵抗性とされる症例

のなかには，服薬が遵守されていないものが含まれている可能性である。HTN-3 では服薬アドヒアランスについても確認しているが，そのことが否定的な結果に結びついた可能性もある。

　また，術後の降圧薬の変更や白衣効果の存在も，結果に影響した可能性も無視できない。

　わが国で開始された臨床試験では，目標症例数に達しないために中止となったが，診察室血圧および 24 時間血圧は薬物治療継続群に比べて低下傾向にはあるものの有意な降圧は認めなかった[15]。日本では家庭血圧が普及しており，白衣高血圧が除外されているために治療抵抗性の基準を満たす症例が少ないことが目標症例数に達しなかった最大の理由と考えられる。

2) 薬物アレルギーや polypharmacy 対策に活路

　以後，治療抵抗性高血圧に対する RDN 治療の期待は大きく薄らいだものの，一部の研究者はその有用性を探り続けている。SPYRAL HTN-OFF MED 研究もその一つである。本試験実施前の探索的試験（POC＊）で良好な感触を得て，本試験がわが国を含む 44 施設で開始された[16]。

　本試験では，対象を降圧薬非服用の状態で，SBP 150 mmHg 以上 180 mmHg 未満の 331 例を RDN 治療群 166 例と偽手術群 165 例にランダム化し，3 ヵ月後の 24 時間血圧の変化を一次エンドポイント，診察室血圧の血圧変化を二次エンドポイントと設定した。アブレーションは確実に神経を焼灼できる SPYRAL カテーテルを用いた。

　本試験の 3 ヵ月後の成績は，RDN 治療群は偽手術群に比べて 24 時間血圧は −3.9 mmHg，診察室血圧は −6.5 mmHg といずれも有意な低下がみられた[17]。手技に伴う有害事象はみられなかったという。本試験は，治療抵抗性に対する臨床研究ではなく，RDN による降圧幅は期待されたよりも小さかったが，薬物療法に心理的あるいは身体的にアレルギー反応を示す例や，多剤併用を減らすための非薬物療法として生き残る可能性は残った。

＊POC：Proof of Concept

第10章
二次性高血圧

　高血圧の大半は本態性高血圧であるが，0.5 〜 5％に二次性高血圧が存在する。なかでも副腎由来のホルモン過剰によって生じる内分泌性高血圧は，手術による摘出で治癒が可能であるだけにその鑑別診断は重要である。本章では内分泌性高血圧の発見のきっかけなどについて歴史的観点から概説する。

1. 原発性アルドステロン症

1) 発見のきっかけ

　原発性アルドステロン症（PA*）は，手術で治癒可能な二次性高血圧の代表的疾患であり，その鑑別診断は高血圧診療の基本である。PA は，疾患の発見者の業績を称えて Conn 症候群と呼ばれる。

　Jerome W. Conn[1] が本疾患を発見したきっかけは，1954 年 4 月，血圧が異常に高く，かつ両下肢の脱力発作と両手の間欠的な痙攣に 7 年間悩まされていた 34 歳の女性が，ミシガン州 Ann Arbor のミシガン大学内分泌科の彼の元に紹介されてきたことに始まる。

　その患者の初診時血圧は 176/104 mmHg と高く，かつ血中カリウム値が 1.6 〜 2.5 mEq/L と著明に低下していた。前年の 1953 年に，英国の Simpson と Tait[2]（column 1 参照）によって構造式が同定されたばかりのアルドステロン値を測ってみると異常に上昇していたため，副腎皮質に発生した腺腫からアルドステロンが過剰に分泌されたことによって生じる新しい疾患であると確信した。この診断は，同年 12 月に行われた手術で，右副腎に 4 cm の腫瘍が認められ，摘出標本で腺腫が確認されたことで確定した。抽出液のアルドステロン濃度はウシ副腎の 75 〜 150 倍であった。右副腎摘出 2 週間後には血圧は 120/70 mmHg まで下がったことで，Conn の新しい疾患概念が正しいことが確認され，彼はこの疾患を "原発性アルドステロン症" と命名した（column 2 参照）。

　Conn の偉大さは単に典型的な患者に出会ったという幸運だけではなく，鋭い観察眼と学究心が卓越していたことによる。

---

*PA：primary aldosteronism

---

column 1　アルドステロンの結晶化に成功したTait夫妻

　Deane ら[3] は 1948 年に低塩やカリウム負荷によって副腎球状層から分泌される物質を組織化学的に同定し，電解質を調整するホルモンという意味から electrocortin と呼んだ。しかし，その結晶の単離精製に最初に成功したのは英国の Sylvia Simpson と米国の James Tait である[4]。後に夫婦となるこの二人は，1953 年に当時の最先端技術を使ってウシの副腎 500 kg から 21 mg の electrocortin の結晶化に成功し，翌 1954 年には構造式も決定した。そしてこの物質を，アルデヒド基を有するステロイドホルモンという意味でアルドステロンと命名した[5]。

　Conn が PA の症例を世界で最初に報告したのはその翌年である。

SimpsonとTait夫妻

Sylvia Tail（右）と James Tait は 1953 年にアルドステロンの結晶化に成功し，1954 年には構造も決定した。その後，二人は結婚した。
(Vinson GP, et al. James Francis Tait. 1 December 1925 – 2 February 2014. Biogr Mems Fell R Soc 2018;65:381–404. より引用)

2）診断─まず疑ってみることが大切

　PA ほど報告者によってその頻度が 0.5 〜 20％と大きな差がある疾患も珍しい。その違いは主に医療機関の専門性に依存するところが大きい。すなわち，高血圧を専門とする部門がある医療機関では 10 〜 20％と高いが，一般診療ではそれほど多くはない。

　しかし，プライマリーケア 19 施設，1672 例を対象とした最近のイタリアの研究[6] では，99 例（5.9％）が PA と診断され，そのうち静脈サンプリングを行った 91 例中 27 例（30％）が腺腫で，64 例（70％）が両側性副腎過形成であったことが報告されている。すなわち，一般診療において手術で摘出可能な腺腫の割合は 1.6％であった。ただし，腺腫の割合は高血圧のstage 2 では 3.9％，stage 3 では 11.8％と重症になるにつれて上昇したことが示された。治療抵抗性あるいは多剤併用を必要とする例では，PA の疑いが高くなることを示唆している（**図**）。

　筆者の高血圧専門外来がテレビで取り上げられたこともあり，低カリウム，治療抵抗性高血圧でPAが疑われて紹介された患者約 40 例を診察したが，PA は約 8 例（20％）でそのほとんどは過形成であり，腺腫がみつかったのは 2 例（5％）であった。高齢者高血圧が圧倒的に多いわが国では，一般診療で診察する頻度はさらに低いと思われる。しかし，頻度が少ないといっても見逃すわけにはいかない疾患である。**表 1**[7] に PA の分類を示す。

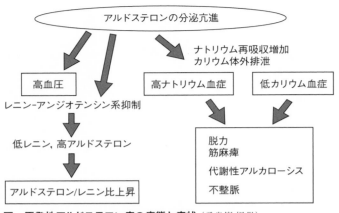

図　原発性アルドステロン症の病態と症状（桑島巌 提供）

（Kaplan NM, et al. Kaplan's Clinical Hypertension, 11th ed. Wolters Kluwer; 2015. p.320. より引用）

　PA の診断のきっかけは低カリウム血症を合併する高血圧で，年齢が若・中年者であれば本症を疑う必要がある。夜間の降圧（dip）が障害されている例が多く，24 時間血圧測定が有用である。

　スクリーニングには血漿アルドステロン濃度（PAC[*1]），血漿レニン活性（PRA[*2]）の測定と PAC/PRA 比（ARR[*3]）の算出が必要である。正常ではレニンとアルドステロンの変化は平行するので，ARR は変動しない。しかし，PA ではアルドステロンが増加すると，レニンが抑制されるので ARR 値は上昇する。アルドステロンの単位が2007 年に ng/dL から pg/mL に変更され，

[*1] PAC：plasma aldosterone concentration
[*2] PRA：plasma renin activity
[*3] ARR：PAC/PRA ratio

絶対値が 10 倍高くなったので単位を確認することが必要である。低カリウム血症，高アルドステロンで，かつ ARR > 200 以上であれば PA の疑いは濃厚となるが，高齢者では低レニン血症による偽陽性を防ぐため，ARR 高値で，かつ PAC > 150 pg/mL であることを確認する[8]。

すでに降圧薬を服用している場合が多く，β 遮断薬，降圧利尿薬，抗アルドステロン薬（ミネラルコルチコイド受容体拮抗薬），ACE 阻害薬/ARB，直接的レニン阻害薬などは PRA，PAC の値に影響するが，Ca 拮抗薬や α 遮断薬では影響がほとんどない。

これらのスクリーニング検査で陽性が確認されれば，外来でも実施可能なカプトプリル負荷，超音波検査や CT で腫瘍の有無を確認することになる。PA の場合，一般に腫瘍径は 10 ～ 30 mm であるが 5 mm 以下の場合もあり，CT では捉えられないため腺腫を否定したことにならない。

さらに疑いが濃厚となれば副腎静脈サンプリング検査を行う。検査自体が入院，侵襲を伴うため，腫瘍が確認された場合は薬物療法と手術的摘出のメリットとデメリットを十分説明したのち，副腎摘出を希望する患者に限定して手術を行うことが望ましい。手術は腹腔鏡下摘出が標準治療となっている。

3) 治療―手術摘出か薬物療法か悩ましい選択

上記の中で副腎過形成は手術の適応はない。腺腫は手術によって完治する可能性があるが，中年層では本態性高血圧合併例も多く術後も降圧薬治療を必要とする場合も多い。摘出手術を行うか，あるいは薬物療法とするかは，患者の年齢や合併症の有無などによる。近年，高齢社会の到来と，確実で安全性の高い Ca 拮抗薬やエプレレノン（セララ®），エサキセレノン（ミネブロ®）などのミネラルコルチコイド受容体拮抗薬の登場により，PA も手術を行わなくても血圧管理と電解質調整が容易になったことで，薬物療法を選択する患者が増えている。

術後に高血圧が持続する症例の割合は，16 ～ 67 ％ と報告により差がある[9]。古田ら[9] は，術後の予後に関して興味ある成績を示している。彼らは 2004 年からの 5 年間に PA の診断で腺腫が確認され，副腎摘出術の施行後 1 年以上（平均 1.6 年間）経過観察された 35 例（平均 50.7 歳）について，予後を検討した。その結果，術後高血圧治癒例は 19 例（54 ％）で，残りの 16 例（46 ％）が非治癒例であった。非治癒例のうち治癒に至らなくても降圧薬が減量された例が 11 例（32 ％）にみられたという。治癒例は非治癒例に比べて，年齢が若い（45.7 歳 vs 56.5 歳），女性，腎機能が良好，高血圧罹

患期間が短い，術前降圧薬服薬数が少ない，高血圧家族歴がない例に多いという結果であった。ただし，多変量解析を行うと 55 歳以上という年齢だけが有意な非治癒因子として残ったという。腺腫が確定した患者の治療法選択の際に参考になるデータである。Sechi ら [10] は，PA の副腎摘出術と薬物療法の 9 年間の予後を，微量アルブミン尿をエンドポイントとして比較し，両群間に差はなかったと報告している。

　基本的には 55 歳以上で，降圧薬 2 種類以内で血圧管理ができており，また低カリウム血症もカリウム保持性利尿薬で補正されていれば，薬物療法の選択もあると筆者は考えている。

2. 褐色細胞腫

1) 発見のきっかけ

　突発的で急激な血圧上昇と発汗・動悸などの症状を伴う褐色細胞腫は，PA と並び見逃すことのできない二次性高血圧の代表である。発作性頻脈，顔面蒼白，心窩部痛などの褐色細胞腫の典型的な症状を繰り返して死亡した症例を 1800 年に世界で最初に報告したのは，アイルランドの Sugrue [11, 12] とされる。

　褐色細胞腫の病名は，カテコラミンの酸化反応によって生じるクロマフィン反応により，腫瘍細胞が黒褐色に染まることに由来する。その組織学的特徴を詳細な病理所見とともに初めて報告したのはドイツの Fränkel [13] で，Sugrue の発表からはるか後の 1886 年に報告した「循環器系の変化を伴う両側性の完全潜在性副腎腫瘍と同時腎炎の症例」である。Fränkel は，発作性の頭痛，動悸，発汗，蛋白尿や体重減少を合併し，入院後突然死した 18 歳の女性を剖検し，腎臓上極左に 8 cm 大の腫瘍を認めたが，表面が赤褐色で血管に富むことから血管肉腫と診断した。当時は高血圧症が疾患として認識されていない時代であったが，突然死とされた死因は高血圧クリーゼか急性心筋梗塞であったと思われる。彼は腫瘍細胞から分泌される化学物質が血中に流れるか，あるいは腫瘍の崩壊が突発的に起こる症状が死因に結びついたと考えた。その腫瘍から分泌される物質こそが，14 年後の 1900 年に高峰譲吉によって結晶化されることになるアドレナリンだったのである。

2) 診断―きわめてまれな疾患だが，見逃せない病

　褐色細胞腫の 90％は副腎に発生するが，残りの 10％は傍神経節細胞腫と

表 2　褐色細胞腫で生じる "five P"

Paroxysmal hypertension　発作性高血圧
Pounding headache　ズキズキする頭痛
Perspiration　発汗
Palpitation　動悸
Pallor　顔面蒼白（紅潮ではない）

(Young WF. Primary aldosteronism: renaissance of a syndrome. Clin Endocrinol (Oxf) 2007;66: 607-18. より引用)

して，全身の交感神経節に発生することが判明している。悪性例も 10 ～ 30％あるとされるが，良性であっても突然死の原因となり，早期診断と治療が必要である。診断には，**表 2**[8) の "five P" が参考となる。

　筆者も研修医時代に，大腸がんの術後 1 日目に突然の心室細動が発生し，剖検で直径 3 cm 大の褐色細胞腫が確認された 62 歳の男性症例を経験している。CT のなかった時代のことである。

　褐色細胞腫自体の頻度は非常に少なく，筆者自身も上記症例も含めて 2 例ほどしか経験がないが，予後が不良であり早期診断が必要である。

　発作性の血圧上昇と発汗など典型的症状がある例では，カテコラミン代謝産物である血中と尿中のメタネフリン，ノルメタネフリンの測定によるスクリーニングと，CT，MRI，[123]I-MIBG シンチグラフィなどを行う。β遮断薬の単独投与は発作を誘発することがあるので，投与する場合にはα遮断薬を併用する。

3. Cushing症候群

　副腎皮質に発生する腫瘍によって持続的にコルチゾールが過剰に産生されることにより発症する疾患であり，高血圧の症状は手術による腫瘍の摘出で治癒が可能である。Cushing 症候群のなかで，副腎皮質刺激ホルモン（ACTH＊）が過剰に分泌される結果コルチゾールが増える状態を ACTH 依存性 Cushing 症候群という。さらに，このなかで下垂体に原因があり ACTH を過剰に出す病気を Cushing 病という。

　本疾患の名称は，最初の Cushing 病（下垂体性 ACTH 分泌亢進症）の症例

＊ACTH：adrenocorticotropic hormone

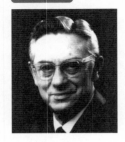

1) Jerome W. Conn（1907 ～ 1994）：Conn 症候群

　ニューヨーク生まれ，ラトガーズ大学卒業，ミシガン大学病院で医学博士取得。1950 年に同大学の教授就任。1954 年，後に Conn 症候群と呼ばれる原発性アルドステロン症の世界第 1 例目を報告した。

（Michigan Medicine, Internal Medicine. https://medicine.umich.edu/dept/intmed/divisions/metabolism-endocrinology-diabetes/about-us/jerome-w-conn-alumni-society/jerome-w-conn.［2020 年 10 月 19 日閲覧］より引用）

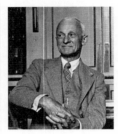

2) Harvey Cushing（1869 ～ 1939）：Cushing 症候群

　米国の神経外科医。エール大学卒業。ジョンズ・ホプキンス病院で外科医として勤務後，ボストン・ブリガム・アンド・ウイメンズ病院の外科教授となる。Cushing 病（下垂体性 ACTH 分泌亢進症）に名を残す。また，彼は臨床高血圧にもう一つ大きな功績も残した。1896 年に Riva -Rocci が非観血的な血圧測定法を発明すると，Cushing はその方法を手術中のバイタルサインの一つとして導入した（第 2 章 p.13 参照）。

（Michigan Medicine, Internal Medicine. https://medicine.umich.edu/dept/intmed/divisions/metabolism-endocrinology-diabetes/about-us/jerome-w-conn-alumni-society/jerome-w-conn.［2020 年 10 月 19 日閲覧］より引用）

を手術した外科医 Harvey Cushing に由来する。彼は 1902 年に性的未熟症と高度な肥満を有し，激しい頭痛を訴える 16 歳の裁縫師の女性を診察し，それらの症状が下垂体の囊胞によって生じていると考え，手術的摘出を試みた。結果的に手術による摘出には成功しなかったが，剖検にて下垂体腫瘍であることを確認したのである [14]。

　Cushing は，Riva-Rocci によって発明されたばかりの，血圧測定法をいち早く手術現場に取り入れ，バイタルサインの一つとして定着させた功労者としても臨床高血圧との関係は深い。

　副腎皮質に発生する Cushing 症候群は，夜間降圧が抑制された高血圧（non-dipper），中心性肥満，過体重，低身長，年齢不相応の骨粗鬆症などによって疑われ，その診断には副腎偶発腫瘍，尿中コルチゾールの増加，コルチゾール日内変動の消失，デキサメタゾン抑制試験などにより検索を進める。

第 11 章

高血圧心から心不全まで
―避けられない結末をどうする

　　心肥大は，高血圧と深い関係があることは，高血圧が認識され始めた 19
世紀半ばからすでに知られていた。しかし，その心肥大が最終的には致死的
な心不全に至るまでのプロセスがわかるまでには長い年月を要した。そして
現在，心不全のなかで，収縮機能は良好であるが，拡張機能に障害のある心
不全が HFpEF と呼ばれ，注目を浴び，その治療法を探って世界中で研究が
進められている。

1. 高血圧心とは何か

1) 左室肥大の頻度と形態分類

　　心電図上の左室肥大所見は定義により異なるが，高血圧患者の 5 ～ 18%
に認められる [1]。心エコーではさらにその頻度は高く未治療高血圧患者の
30% にみられ，重症高血圧や肥満，腎不全を合併すると，その頻度はさら
に高くなる。

　　左室肥大は，長期にわたる高血圧という圧負荷の結果として必然的に発
生するが，その発生には昼間活動時血圧よりも夜間血圧がより大きく関与
し，non-dipper では dipper よりも左室肥大の頻度が高く心予備能も低下し
ている [2]。従来から論争が続いていた心血管障害をもたらすものは活動時血
圧か安静時血圧かという問題は，安静時基礎血圧に軍配があがった。また
心肥大は，心不全のみならず，心房細動，脳卒中や腎臓病の発症とも密接
に関係する。

　　Bang らは 939 例の分析により，左室肥大の形態を**図 1** [3] のように 4 パ
ターンに分類し，それぞれの頻度を正常形態 25%，求心性肥大 29%，拡張
を伴う求心性肥大（求心性リモデリング）14%，非拡張性遠心性肥大 12%，
拡張性遠心性肥大 20% と報告している。

　　心機能の面では，左室拡張機能障害が求心性肥大の 26%，求心性リモデリ
ングの 27%，正常形態でも 31% と高頻度に認められる [4]。遠心性肥大では
収縮機能障害が先行するため，拡張機能障害の頻度としては少ない。

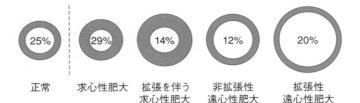

| 25% | 29% | 14% | 12% | 20% |
| 正常 | 求心性肥大 | 拡張を伴う
求心性肥大 | 非拡張性
遠心性肥大 | 拡張性
遠心性肥大 |

図1　高血圧心の四つの肥大形態とその頻度
(Bang CN, et al. Systolic left ventricular function according to left ventricular concentricity and dilatation in hypertensive patients: the Losartan Intervention For Endpoint reduction in hypertension study. J Hypertens 2013;31:2060-8. を改変)

2）高血圧心から心不全へ，そのプロセスを辿る

　高血圧心とは，長期間の高血圧の曝露によって発生する左室肥大と，それに伴う相対的心筋虚血や微小冠動脈障害で生じる冠循環不全を含む概念である。フラミンガム心臓研究における 20 年間の追跡調査によると，高血圧例の心不全発症率は正常血圧例に比べて男性では 2 倍，女性では 3 倍高く，人口寄与危険割合*は男性で 39％，女性で 59％であった[5]。また，心不全を発症したあとの生命予後はきわめて短く，5 年生存率は男性で 24％，女性で 31％であったという。

　Vasan と Levy[6] はフラミンガム心臓研究での追跡観察研究の成果をもとに，高血圧から心不全，そして死に至る一連のプロセスを**図 2**[6] のように示した。まず，高血圧は圧負荷の結果として左室肥大をもたらす一方で，動脈硬化を促進させて心筋梗塞を惹起する。左室肥大は，左室の拡張機能障害をもたらし，その結果として心不全に至る。

　一方，心筋梗塞は心収縮力低下の結果として左室収縮機能障害となり，そして心不全というプロセスを辿る。

　このようなプロセスは多くの循環器医にとって新鮮なものであった。心不全症例の多くはすでに血圧が低下している（decapitated hypertension）ため，ほとんどの循環器の医師は高血圧と心不全はまったく別物であり，心不全の源流に高血圧があるという考えには及ばなかったのである。

　さらにフラミンガム心臓研究は，健診項目に心臓超音波検査が導入され

---

*人口寄与危険割合（population-attributable risk）：集団でそのリスクを減らすことで，どの程度疾患の発生が予防できるかを表す割合

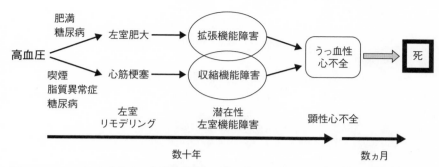

図2　フラミンガム心臓研究の追跡観察研究で明らかになった高血圧から心不全へのプロセス
(Vasan RS, et al. The role of hypertension in the pathogenesis of heart failure. A clinical mechanistic overview. Arch Intern Med 1996;156:1789-96. より引用)

た後，心臓の収縮機能（EF[*1]）が良好であるにもかかわらず心不全を発症する，いわゆる拡張機能障害（HFpEF[*2]）という高血圧心の一つの病態を発掘した。

2. 高血圧心と拡張機能障害（HFpEF）

HFpEF は，まず高血圧という後負荷が長期間左室にかかり続けた結果としての左室壁厚増大による求心性肥大と左室伸展性の低下が一義的原因である（**図3**）[7]。しかし，その他に心外膜冠動脈狭窄や微小冠動脈の希薄化（rarefaction）による冠動脈病変，加齢変化による心筋の線維化や，さらに糖尿病などの要因も加味された多様性を有する。

高血圧心は段階的に，下記のように進行する[8]。

ステージ1：左室肥大を伴わない単独左室拡張障害
ステージ2：求心性肥大を伴う左室拡張障害
ステージ3：収縮機能が保持された呼吸困難や肺水腫を伴う顕性心不全
ステージ4：左室収縮機能の低下による拡張型心筋症による心不全

ステージ2でも一過性の急激な血圧上昇により，急性肺水腫を引き起こす[9]。

われわれも，高齢高血圧患者では心エコー図上，正常血圧例に比べて左室内径短縮率（FS[*3]）が有意に大きく，収縮機能が良好であるにもかかわ

[*1] EF：ejection fraction（左室駆出率）
[*2] HFpEF：heart failure with preserved ejection fraction
[*3] FS：fractional shortening

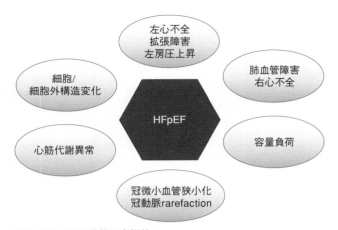

図3　HFpEFの病態の多様性
（Lam CSP, et al. Heart failure with preserved ejection fraction: from mechanisms to therapies. Eur Heart J 2018;39:2780-92. より引用）

らず，等容弛緩時間（IVRT[*1]）の延長と，A/E[*2] の上昇で示される拡張機能障害を認めている。これらの例にハンドグリップ負荷を行うと FS が著しく低下することから，拡張機能障害がある症例では少しの圧負荷でもポンプ機能が悪化することを 1992 年に報告している[10]。HFpEF の心不全発症予防の観点からは，圧負荷を可能なかぎり抑制することが重要であることを示唆している。ステージ 3 の HFpEF に進行すると冠循環障害も併発するようになり，無症候性心筋虚血や無痛性心筋梗塞の頻度が高くなるが，症状が乏しいために気づきにくく心臓突然死の要因ともなる[11]。

　さらにこの段階では心房細動の発症率も高く，心原性脳卒中の頻度も高い[12]。

　HFpEF にさらに圧負荷が加わり続けるとステージ 4 に進行して，拡張型心筋症の形態を呈し，もはや血圧は低下して上昇しえず（decapitated hypertension），収縮機能不全による心不全（HFrEF[*3]）から重症心不全となり，そして死に至る。

1）HFpEF の診断

　多くのガイドラインでは臨床的に心不全症状を呈し，EF ≧ 50％かつ心エ

[*1] IVRT：isovolumic relaxation time
[*2] A/E：the ratio of late and early diastolic mitral flow velocity
[*3] HFrEF：heart failure with reduced ejection fraction

コーまたは心臓カテーテル検査で左室拡張機能障害があることを診断基準としてあげているが，BNP > 35 pg/mL または proBNP > 125 pg/mL を追加している国もある[13]。

心不全症状といっても呼吸困難や浮腫など呼吸器疾患や腎疾患でもみられるので客観的数字で定義づける試みもある。

米国メイヨークリニックの Reddy ら[14] は独自の診断基準として① BMI > 30 kg/m^2 の肥満（2 点），② 2 剤以上の降圧薬服用の高血圧（1 点），③持続性，一過性を問わず心房細動の合併（3 点），④ 60 歳以上の高齢（1 点），⑤心エコー肺動脈圧 > 35 mmHg の肺高血圧（1 点），⑥ドプラー心エコーで E/e′ > 9 の充満圧（1 点），の 6 項目すべてを満たすものを 9 点満点として重症度を評価するという提案を行っている。

2）HFpEF の治療

高血圧の厳格なコントロールにより左室肥大の退縮が認められるが，一度 HFpEF を発症するとその予後の改善は難しい[15]。HFpEF における病態には，微小冠動脈の希薄化（rarefaction）や加齢に伴う心筋の線維化などの非可逆的変化が関連しているため，血圧を下げるだけでは左室機能の改善は困難である。冠動脈疾患を有する高血圧例において Ca 拮抗薬アムロジピンと β 遮断薬アテノロールの心血管予後改善効果を比較した ASCOT 研究[*1][16] では，アムロジピン群のほうがアテノロール群よりも拡張能改善効果に優れていたものの，その効果は降圧とは独立していることから，拡張能には血圧以外の要素が存在することを示唆した。

心不全が重症化するにつれて，収縮期血圧（SBP）は正常血圧あるいは低血圧になるというパラドックスが生じる。このような心臓ポンプ機能低下の結果生じる血圧低下を，Messerli は "decapitated hypertension" と呼んでいる[17]。この段階に入ると降圧薬治療による生命予後改善効果は期待できず，心臓再同期療法（CRT[*2]）などの非薬物療法が必要となる。

3）HFpEF と大規模臨床試験（表 1）

死亡や心不全入院を一次エンドポイントとした HFpEF に関する大規模臨床試験も，表 1 のようにいくつか行われている。レニン - アンジオテンシン（RA）系阻害薬に関しては，ACE 阻害薬ペリンドプリルの有効性をプラセボ

[*1] ASCOT：Anglo-Scandinavian Cardiac Outcomes Trial
[*2] CRT：cardiac resynchronization therapy

表1 HFpEFに関する大規模臨床試験における一次エンドポイントの結果

試験名	薬剤クラス	薬品名	対照	対象症例数	一次エンドポイント	結果（HR, CI）	文献
PEP-CHF	ACE阻害薬	ペリンドプリル	プラセボ	850	全死亡/心不全入院	0.92(0.70-1.21) ns	18
CHARM-preserved	ARB	カンデサルタン	プラセボ	3023	心血管死/心不全入院	0.89(0.77-1.03) ns	19
I-preserve	ARB	イルベサルタン	プラセボ	4128	全死亡/心血管入院	0.95(0.86-1.05) ns	20
PARAGON-HF	ARB+サクビトリル	ARNI	バルサルタン	4796	心血管死/心不全入院	0.87(0.75-1.01) p=0.06	21
OPTIMIZE-HF	β遮断薬	カルベジロール	非β遮断薬	4153	全死亡/心不全入院	0.98(0.91-1.03) ns	*1
J-DHF	β遮断薬	カルベジロール	非β遮断薬	245	心血管死/心不全入院	0.90(0.55-1.49) ns	*2
TOP-CAP	ミネラルコルチコイド受容体拮抗薬	スピロノラクトン	プラセボ	3445	心血管死/心不全入院/突然死	0.89(0.77-1.04) ns	*3
DIG	ジギタリス製剤	ジゴキシン	プラセボ	988	全死亡/心不全入院	0.82(0.63-1.07) ns	*4

*1：J Am Coll Cardiol 2009;53:184-92.　*2：Eur J Heart Fail 2013;15:110-8.　*3：N Engl J Med 2014;370:1383-92.　*4：Circulation 2006;114:397-403.

PEP-CHF：Perindopril in Elderly People with Chronic Heart Failure,　CHARM-preserved：Candesartan in Heart Failure-Assessment of Reduction in Mortality and Morbidity-preserved,　I-preserve：Irbesartan in Heart Failure with Preserved Ejection Fraction,　PARAGON-HF：The Prospective Comparison of ARNI with ARB Global Outcomes in HF with ARB Global Outcomes in HF with Preserved Ejection Fraction,　OPTIMIZE-HF：Organized Program to Initiate Lifesaving Treatment in Hospitalized Patients With Heart Failure,　JDHF：Japanese Diastolic Heart Failure Study,　TOP-CAP：Treatment of Preserved Cardiac Function Heart Failure with an Aldosterone Antagonist,　DIG：Digitalis Investigation Group

（桑島巖 提供）

を対照として検証した PEP-CHF 研究[18]，アンジオテンシン II 受容体拮抗薬（ARB）カンデサルタンでの CHARM-preserved 研究[19]，イルベサルタンの I-preserve 研究[20] のいずれの大規模臨床試験でも生命予後の改善効果を認めなかった。

　最近，ネプリライシン阻害作用を有するサクビトリルと ARB を有効成分とした単一化合物 ARNI[*1] の生命予後改善効果を，バルサルタン単独治療との比較で検証した PARAGON-HF 研究の結果が発表された[21]。一次エンドポイントである心不全による入院または心血管死が，ARNI 群で 526 例（894件），バルサルタン単独群で 557 例（1009 件）発生し，両群間に有意差は認められなかった（HR：0.87，95％ CI 0.75-1.01，$p = 0.06$）[21]。

　ARNI 群はバルサルタン単独群に比べ SBP 100 mmHg 未満の低血圧の頻度が有意に高く（15.8% vs 10.8%，$p < 0.001$），懸念されていた血管性浮腫の発生率も高かった（0.6% vs 0.2%，$p = 0.02$）。

　収縮機能の低下した心不全（HFrEF）における ARNI の生命予後改善効果が，ACE 阻害薬エナラプリルよりも優れていることが，すでに PARADIGM-HF 研究[*2][22] で確認されている。米国心臓病学会の心不全ガイドラインでは，NYHA 心機能分類 2，3 の ACE 阻害薬や ARB で治療中の HFrEF 症例では，生命予後改善のために ARNI への置換が推奨されている。わが国では ARNI

---

column　ネプリライシン阻害薬とは

　ネプリライシンは脳性ナトリウム利尿ペプチド（BNP）やブラジキニンなどの血管作動性ペプチドを分解する作用を有する。ネプリライシン阻害薬は，血中 BNP やブラジキニンの分解を抑制することで心負荷を軽減して心不全に有利に作用する。一方において血管浮腫などの副作用があり，そのリスクを軽減した薬剤として，ネプリライシン阻害薬サクビトリルと ARB バルサルタンを有効成分とした単一化合物であるアンジオテンシン受容体ネプリライシン阻害薬（ARNI）が設計された。

　ARNI は BNP などの内因性のナトリウムペプチドの分解を促進するネプリライシンを阻害して，BNP の濃度を上昇させることで心不全に対する効果を発揮する。そのため，心不全症例での BNP の評価には ARNI 服用の有無を確認する必要がある。一方，ARNI で治療中の症例では，ARNI の影響を受けない NT-proBNP のほうが心不全マーカーとして望ましい[23]。

[*1] ARNI：angiotensin receptor neprilysin inhibitor
[*2] PARADIGM-HF：Prospective Comparison of ARNI with ACEI to Determine Impact on Global Mortality and Morbidity in Heart Failure

（エンレスト®）が，とくに慢性心不全に対しての適用として 2020 年 8 月薬価収載されているが，PARAGON-HF 研究の結果をみるかぎり，実臨床上 HFpEF に対しての有効性に期待することは時期尚早である。

ARNI は ACE 阻害薬との併用により血管浮腫が発生する確率が増加するため，ACE 阻害薬を中止した後は少なくとも 36 時間以内は服用しない注意が必要である。

4）SGLT2 阻害薬への期待高まる

HFpEF の患者のうち 20 〜 40％に 2 型糖尿病が合併するとされるが，近年糖尿病治療薬として注目を浴びている SGLT2 [*1] 阻害薬が心不全治療薬としても有望視されている。SGLT2 は EMPA-REG 研究 [*2][24] において 2 型糖尿病の生命予後改善効果があることが示されており，糖尿病治療薬というよりも心血管リスク，とくに心不全治療薬として注目されている。その作用機序としては，浸透圧利尿を介した容量負荷の軽減のほかに，神経体液性因子の活性化を抑制するなどの心保護を有する。さらには，酸化ストレスや線維化の抑制や血管内皮機能を改善することで HFpEF に有利に作用するとの報告もある [25]。実際に左室拡張機能を改善したという小規模な報告もある [26,27]。

大規模臨床試験としても，現在 EMPEROR-preserved 研究 [*3][28] などのいくつかの試験が進行中である。

3. 高血圧心と心房細動

約 3 万 4 千人の女性を対象に平均 12.7 年間追跡した Women's Health Study [29] によれば，SBP が高くなるにつれて心房細動の発症率は上昇する。健康男性 2014 人を 35 年間追跡したノルウェーの研究 [30] では，SBP が 128 〜 139 mmHg の血圧高値（high-normal）であっても，< 128 mmHg 群に比較して心房細動発症率は，1.5 倍高かったと報告されている。

また，高血圧のコントロール不良な心房細動症例ほど脳塞栓の発症率が上

[*1] SGLT2：sodium-glucose cotransporter 2
[*2] EMPA-REG：The Empagliflozin Cardiovascular Outcome Event Trial in Type 2 Diabetes Mellitus Patients-Removing Excess Glucose
[*3] EMPEROR-preserved：EMPagliflozin outcomE tRial in Patients With chrOnic heaRt Failure with Preserved Ejection Fraction

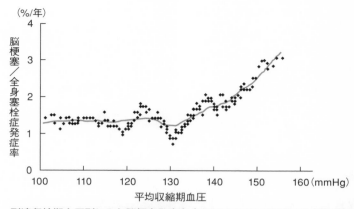

図4　到達収縮期血圧別にみた脳梗塞発症率（SPORTIF Ⅲ, Ⅴ研究の後ろ向き解析）
血圧管理不良な心房細動症例ほど脳梗塞発症率が上昇する。
（Lip GY, et al. Effect of hypertension on anticoagulated patients with atrial fibrillation. Eur Heart J 2007;28:752-9. より引用）

昇する（**図4**）[31]。心房細動は，長期にわたる高血圧という後負荷によって生じる左室肥大と左室壁の固さ（stiffness），拡張不全，左房拡張の総和として生じる。左室肥大例では心房細動の頻度が高く，Cardiovascular Health Study の報告[32]によれば，心電図上左室肥大がある症例では左室肥大のない例に比べて，新規に心房細動となる確率が50%，心エコー上では39%上昇したと報告されている。

　心房細動を合併した高血圧心では，左室拡張機能がさらに低下して，心血管予後もいっそう不良となる[33]。

　Chamberlain ら[34]は，心不全のない心房細動3491例を平均3.7年間追跡して心不全の発症率を検討したところ，追跡期間中に HFrEF 群の発症率は2.13/100人・年であったのに対して，HFpEF 群では3.32と高かったことから，心房細動は HFpEF 発症の大きな誘引であることを示唆した。

　血圧を120 mmHg 未満に厳格にコントロールすることで，140 mmHg 未満を目標とする標準降圧群より心房細動の発症リスクを26%減らしたという SPRINT 研究サブ解析の結果が報告されている[35]。一方で，高血圧患者が一度心房細動を発症すると，その後血圧がコントロールできたとしても心房細動再発率は非コントロール群と比べて変わりがない[36]。

　RA 系の関与が心房細動発症の upstream にあるとの仮説が話題になったことがあったが，心房細動再発を一次エンドポイントとして ARB とプラセ

表2　ARBの心房細動発症予防効果は全否定

試験名	ARB vs 対照	エンドポイント	結果	有用性
GISSI-AF	バルサルタン vs プラセボ	心房細動	再発予防効果なし	否定
J-RHYTHM II	カンデサルタン vs アムロジピン	心房細動	再発予防効果同等	否定
ANTIPAF	オルメサルタン vs プラセボ	心房細動	再発予防効果なし	否定
ACTIVE-I	イルベサルタン vs プラセボ	心房細動	脳心血管合併症 予防効果なし	否定

GISSI-AF：Gruppo Italiano per lo Studio della Sopravvivenza nell'Infarto Miocardico-Atrial Fibrillation, J-RHYTHM II：Japanese Rhythm Management Trial II for Atrial Fibrillation, ANTIPAF：Angiotensin II-Antagonist in Paroxysmal Atrial Fibrillation, ACTIVE-I：Atrial Fibrillation Clopidogrel Trial with Irbesartan for Prevention of Vascular Events
（桑島巌 提供）

ボを比較した複数の大規模臨床試験において完全に否定された（**表2**）。フラミンガム心臓研究の長期追跡調査[36]でも心房細動発症の upstream にあるものは高血圧であることを示している。

　また抗凝固薬使用中の症例でも血圧管理は重要であり，血圧が高くなるにつれて頭蓋内出血が多くなることがわが国から報告されている[37]。

第 12 章
脳卒中と血圧管理

　脳卒中の治療において，急性期における血栓溶解療法や血栓除去術の普及，頸動脈狭窄患者に対する内膜切除とステント治療などが予後を大きく改善させ，過去10年間における脳卒中治療の breakthrough とされている。また，脳梗塞の再発予防に対する抗血小板薬の標準化や，心房細動患者に対する抗凝固薬療法の普及も脳卒中の発症数の減少に大きく寄与した。1980年前後に，わが国でCTやMRIなど革新的画像診断技術が出現したことも，的確な脳卒中の病型診断に貢献し，それが適正な治療の発展に結びついた。

　そして，なによりも脳卒中の初発および再発予防に大きく貢献したのは高血圧治療の進歩である。

1. 脳卒中による死亡の減少と病型の変化

　40年ほど前までは，脳卒中は日本人の死因の一位を占めていたが，その死因の多くは脳卒中そのものというよりも，尿路感染や上気道感染によって二次的に併発された肺炎や敗血症であった。

　今日では，脳卒中発症後は速やかに病院に搬送し血栓溶解療法を行った後，感染防止と早期リハビリテーションが標準治療となり，脳卒中による死亡や片麻痺などの後遺症も激減した。

　脳卒中の病型も50年の間に大きく変化した（**図1**）。有効な降圧薬が普及する前までは脳出血が圧倒的に多かったが，降圧薬の進歩や減塩など予防医学の普及によって相対的に脳梗塞（アテローム血栓性脳梗塞, ラクナ梗塞）

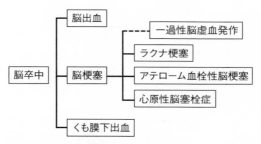

図1　脳卒中の病型分類　（桑島巖 提供）

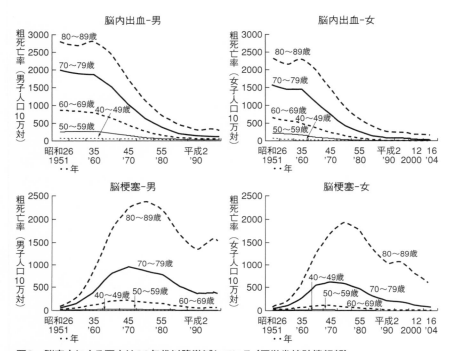

図2　脳卒中による死亡は80年代以降激減している（厚労省統計情報部）
（厚生労働省．心疾患－脳血管疾患死亡統計の概況 人口動態統計特殊報告．より引用）

が増えた（**図2**）[1]。そして最近では，高齢化によって生じる心房細動による心原性脳塞栓症が急増している。

2. 脳梗塞急性期治療の進歩

1) エビデンスの乏しい"薬"が使われた時代

　筆者が研修医であった時代には，脳卒中急性期にシチコリン（ニコリン®）注射薬などがよく使用されたが，効果があったという実感はまったくなかった。evidence-based medicine という考え方がなく，実験に基づく医療（experiment-based medicine）や権威に基づく医療（expert-based medicine），宣伝に基づく医療（advertise-based medicine）が横行していた時代のことである。

　ニセルゴリン（サアミオン®）や，オザグレルナトリウム（キサンボン®）などの薬剤も"脳循環代謝改善薬"と称されていた。オザグレルナトリウ

ムは国内の少数例での臨床試験[2]があるが，これらの薬剤は大規模臨床試験によるエビデンスがないまま，次第に使われなくなった。

　さらに，わが国では"脳保護薬"に分類されている"フリーラジカル消去薬"エダラボン（ラジカット®）も，海外での大規模な臨床試験はないが，わが国の臨床試験の結果によって脳梗塞急性期治療薬として認可され，脳卒中治療ガイドライン 2015 でも，急性期（発症 5 日以内に開始）の脳血栓（心原性脳塞栓を除く脳梗塞）患者の治療として推奨され，グレード B となっている[3]。同じフリーラジカル消去薬である NXY-059 の有効性について，3306 例を対象として検証した海外のプラセボ対照二重盲検試験 SAINT II 研究[*1][4]では，機能障害に対する有効性は認められなかった。日本の"脳保護薬"は，わが国特有の"ガラパゴスドラッグ"でもある。最近エダラボンは，筋萎縮性側索硬化症（amyotrophic lateral sclerosis：ALS）の新しい治療薬として脚光を浴び，新しい局面を迎えつつある[5]。

2) 血栓溶解療法が初期治療を大きく改善

　脳梗塞急性期治療を一変させたのは，2005 年にわが国でも認可された遺伝子組換え組織型プラスミノーゲン・アクチベータ（rt-PA 製剤）アルテプラーゼによる血栓溶解療法である。2005 年に保険適用された当初は発症後 3 時間以内に限定されていたが，その後エビデンスの蓄積により発症後 4.5 時間までの投与が認可された。発症後 4.5 〜 9 時間以内か，起床後に発見された脳梗塞でも，自動灌流画像解析装置（RAPID）で救済可能な病巣が認められた場合には，アルテプラーゼは臨床的な転帰を改善することが EXTEND 研究[*2][6]や Campbell らのメタ解析[7]で報告されている。しかし，いずれも脳内出血が増えると警告している。

　さらに，2010 年には脳血管を閉塞している血栓をカテーテルで回収する血管内治療も認可され，現在も大きく発展し続けている治療法である。

3. 脳卒中急性期の血圧管理

　脳卒中の急性期には脳梗塞，脳出血を問わず血圧が上昇する。発症に伴うストレスや頭痛に対する反応と考えられているが，虚血巣への血圧を維

[*1] SAINT II：Stroke-Acute Ischemic NXY Treatment II
[*2] EXTEND：Extending the Time for Thrombolysis in Emergency Neurological Deficits

持するための代償作用とも考えられる。その際の血圧をどの程度に維持すべきかついては以前から議論の絶えない領域である。極端に上昇した血圧は病巣をさらに広げる可能性があるからである。脳卒中治療ガイドライン2015［追補2017］では，rt-PAによる血栓溶解療法を受ける場合，血圧上昇が脳出血であれば出血巣の拡大，脳梗塞であれば梗塞周辺の出血を増悪させることを防止するために，降圧薬の点滴静注によって180/105 mmHg以下にコントロールすることを推奨している[8]。収縮期血圧（SBP）140〜160 mmHg，拡張期血圧（DBP）80〜90 mmHgのレベルで，後遺症を遺さなかった症例がもっとも多かったという報告[9]もある。

　脳卒中発症24時間以内の超急性期を過ぎてからの発症後2週間までの急性期においては，どのレベルまで降圧すべきかについては議論が分かれる。中国のCATIS研究[*][10]は，急性期の虚血性脳卒中の症例4071例を降圧薬治療によって140/90 mmHg以下に降圧する群と降圧薬非投与群にランダム化して，死亡と重大な機能障害（modified Rankin Scale 3以上；中等度以上の障害[11]）をエンドポイントとして比較した。結果は，発症14日目あるいは退院時においては両群間のエンドポイントに有意差はみられなかったが，3ヵ月時点での評価では降圧治療群のほうが良好であった。わが国の高血圧治療ガイドライン2014年版では，脳梗塞合併例ではSBP, DBP前値の85〜90%，脳出血ではSBP 140 mmHg未満を降圧目標としている[12]。

　実際には，脳出血，脳梗塞とも徐々に血圧を下げてSBPを140 mmHg未満にコントロールすべきであるが，病巣の範囲や消化管の出血既往，心腎血管疾患合併症の有無などによっても判断すべきである。とくに，心房細動で抗凝固薬を服用している例や，冠動脈ステント挿入で抗血小板薬を服用している例では注意が必要である。高い血圧を継続することは，rt-PAによる出血を助長するということを常に念頭に置く必要がある。経口投与が可能になった時点で経口薬に切り替えるが，その場合は降圧効果の確実性と安定性の観点から，長時間型Ca拮抗薬であるアムロジピンやニフェジピン徐放錠が望ましい。

---

* CATIS：China Antihypertensive Trial in Acute Ischemic Stroke

---

column **病院に搬送されなかった超大物政治家** [13]

　筆者が医師になって 4 年後の 1975 年（昭和 50 年）5 月に，大きなニュースがテレビや新聞で報道された。佐藤栄作元首相が脳卒中で倒れたのである。佐藤元首相は，若い世代には馴染みがないかもしれないが，沖縄返還に尽力し，わが国で唯一ノーベル平和賞を受賞した人物である。大甥にあたる安倍晋三前首相に更新されるまで，戦後最長の首相在任期間を記録した政治家であった。当時は，超大物でさえ脳卒中で倒れても，ただちに病院に搬送されなかったのである。

　佐藤元首相は 5 月 19 日夕方，築地の高級料亭で，シェリー酒を少し口にしたあと，別室の宴席に移動し，座布団に座ろうとした瞬間に体ごと崩れ落ちるように倒れ，いびきをかき始めた。呼び出された医師は，診察するや否や「これは中（あた）ったに違いない」と判断した。中るとは，当時脳卒中で倒れることを意味した言葉である。SBP は206 mmHg であったという。医師たちは，駆けつけた夫人の意見を聞きながら対応を協議した結果，そのまま動かさずに，料亭の一室で治療を施すという，現在では考えられない方策がとられたのである。「中ったら絶対動かすな」というのが当時の"常識"であった。

　料亭には当時の最先端の医療機器が搬入され，急ごしらえの集中治療室に早変わりした。発症から 1 週間後，発熱が続くようになってようやく病院に搬送されたが，ときすでに遅

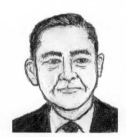

し，結局は敗血症のために死亡した。享年 74 歳であった。このように脳卒中後は，倒れた場所で絶対安静を保持して，最終的に敗血症を発症して死亡するというのが当時の一般的経過だったのである。

　しかし，脳出血は発症後ただちに病院に搬送して血腫の除去術を行い，早期にリハビリテーションを行えば，速やかな回復が得られるという考え方が，金谷春之名誉教授（岩手医科大学脳神経外科）などの若手脳外科グループを中心として巻き起こっており，絶対安静を主張する当時の内科学の権威との間に大論争となっていた。

佐藤栄作
（1901〜1975）

---

4. 慢性期脳卒中の降圧療法

　一度脳卒中を発症すると，再発の可能性は非常に高くなる。脳梗塞既往例では，ラクナ梗塞であれアテローム血栓性脳梗塞であれ，抗血小板薬の処方は不可欠である。心原性脳塞栓症であれば，抗凝固薬による管理が重要である。しかし，いずれの病型でももっとも重要なことは，厳格な血圧管理である。

　一過性脳虚血発作（TIA）または脳卒中の既往例 6105 例において，ACE

阻害薬ペリンドプリル単独，あるいは利尿薬インダパミドの追加が脳卒中の再発を予防できるか否かを検討した PROGRESS 研究[*1][14] では，ACE 阻害薬と利尿薬により血圧を 127.2/74.8 mmHg まで下げることで，脳卒中の再発予防効果が明らかであったと報告された。SBP を＜120，120〜139，140〜159，≧160 mmHg の群に分けて検討した PROGRESS 研究のサブ解析[15] でも，少なくとも 120 mmHg までは J カーブは認められなかった。

一方，PRoFESS 研究[*2][16] のように＜120 mmHg 群では再発を認めたとする報告もあり，結論は得られていないが，少なくとも SBP 130 mmHg までの降圧範囲内では脳梗塞で J カーブは認められなかったとする研究が多い。わが国の高血圧治療ガイドライン 2019[17] では，再発予防のための降圧目標を 130/80 mmHg 未満にすべきとしている。ただし，両側頸動脈の高度狭窄や脳主幹部動脈閉塞例では過度の降圧に注意すべきとしている。

抗凝固薬や抗血小板薬を服用している脳梗塞既往例では，より厳格な降圧により頭蓋内出血の頻度を抑制できることが，PROGRESS 研究[14] やわが国の BAT 研究[*3][18] で報告されている。

DBP を分析した場合には，J カーブがみられることがしばしばあるが，これは動脈硬化がすでに進展しているための脈圧の増大の結果であり，降圧治療によるものではない（因果の逆転現象）。

脳出血例での至適降圧目標値に関して，PROGRESS 研究のサブ解析[15] では SBP 112 mmHg までの降圧により脳出血の再発が少なかったことが報告されている。高血圧治療ガイドライン 2019[17] では，慢性期の脳出血の場合でも降圧目標値を 130/80 mmHg 未満としている。

[*1] PROGRESS：Perindopril Protection against Recurrent Stroke Study
[*2] PRoFESS：Prevention Regimen for Effectively Avoiding Second Strokes
[*3] BAT：Bleeding with Antithrombotic Therapy

文　献

[第 1 章　見えないものの正体を見る―血圧測定ことはじめ]

1) William Harvey. 動物の心臓ならびに血液の運動に関する解剖学的研究 (Anatomical exercise on the movement of the heart and blood of animals). 暉峻義等訳. 岩波書店；1961.
2) A century of arterial hypertension, 1896-1996. Nicolas Postel-Vinay ed.；In collaboration with the International Society of Hypertension；translated by Richard Edelstein and Christopher Coffin. New York：Wiley；1997.
3) Editorial. Stephen Hales-father of hemodynamics. Medical Times 1944;72:315.
4) 久保田博南. 医機学 2010;80:615.
5) Marey EJ. La Circulation du sang a l'etat physiologique et dans les maladies (Blood circulation in health and disease). Paris：1881.
6) Riva-Rocci S. Un nuovo sfigmomanometro. Gazzetta Medica di Torino. 1896.
7) Comroe JH Jr. Retrospectoscope：Insight into Medical Discovery. Von Gehr Press；1977.
8) Kain HK, et al. Circulation 1964;30:882.
9) Pickering G. High blood pressure 2nd ed. London：J. & A. Churchill Ltd.；1968.
10) 日本高血圧学会 学術委員会. 血圧計に関するワーキンググループ. 日本高血圧学会 血圧計の試験結果に関する集計. https://www.jpnsh.jp/com_ac_wg1.html (2020 年 4 月 27 日閲覧)
11) 水銀レス血圧計 UM-102 / UM-102B. 株式会社エー・アンド・デイ. https://www.aandd.co.jp/products/medical/equipment/me-sphygmomanometer/um102 (2020 年 4 月 27 日閲覧)
12) 通信機能付き家庭用血圧計 UA-651BLE. 株式会社エー・アンド・デイ. https://www.aandd.co.jp/products/medical/hhc/hhc-humerus/ua651ble/ (2020 年 5 月 12 日閲覧)
13) ウェアラブル血圧計 HeartGuide. オムロン ヘルスケア株式会社. https://www.healthcare.omron.co.jp/product/hem/hcr-6900t-m.html (2020 年 4 月 27 日閲覧)

[第 2 章　高血圧は，生体に "essential (必要不可欠)" が常識だった]

1) Bright R. Preface. In: Reports of medical cases, selected with a view of illustrating the symptoms and cure of diseases by a reference to morbid anatomy. 2 vol. in 3, first edition. Rees: Longman；1827-1831.
2) Traube L. Uber den Zuzammenhag von Herz und Nieren Krankheiten. Berlim；1871.
3) Gull W. Br Med J 1872;2:707.
4) Allbutt TC. Disease of the arteries including angina pectoris. London: Macmillan；1915.
5) Frank E. Dtsch Arch Klin Med 1911;103:397. [Article in German]
6) Pickering G. Ann Int Med 1955;43:1153.
7) A century of arterial hypertension, 1896-1996. Nicolas Postel-Vinay ed.；In collaboration with the International Society of Hypertension；translated by Richard Edelstein and Christopher Coffin. New York: Wiley；1997. p.29.
8) Janeway TC. The clinical study of blood pressure. a guide to the use of the sphygmomanometer in medical, surgical, and obstetrical practice, with a summary of the experimental and clinical facts relating to the blood pressure in health and in disease. New York and London: D. Appleton and Company；1904.
9) アメリカ生命保険会社医学部長協会抄録集. 1917.
10) 嶋康晃. 世界の心臓を救った町：フラミンガム研究の 55 年. ライフサイエンス出版；2004.
11) Bruenn HG. Ann Intern Med 1970;72:579.
12) Moran L. Taken from the Diaries of Lord Moran: The Struggle for Survival, 1940-1965. Houghton Mifflin Co.；1966.
13) 中原英臣，佐川峻. 偉人たちの死亡診断書：マルクスの肺ガン・家康の食中毒. PHP 研究所；1997.
14) 小長谷正明. 医学探偵の歴史事件簿. 岩波書店；2014.
15) Kannel WB. Am Heart J 1999;138(3 part 2):S205.
16) Stamler J, et al. Diabetes Care 1993;16:434.
17) 祢津加奈子. 剖検率 100％の町：九州大学久山町研究室との 40 年. ライフサイエンス出版；2001.

[第 3 章　高血圧発症の成因を求めて]

1) Tigerstedt K, et al. Niere and Kreislauf. Scand Arch Physiol 1898;8:223-70.
2) Goldblatt H, et al. J Exp Med 1934;59:347.
3) Page IH. J Exp Med 1939;70:521.
4) Braun-Menéndez E, et al. Rev Soc Argent Biol 1939;15:420.
5) 荒川規矩夫．高血圧研究の偉人達．先端医学社；2005．p.60-7.
6) Harrison DG. J Am Soc Hypertens 2013;7:68.
7) Skeggs LT Jr, et al. J Exp Med 1954;99:275.
8) Ferreira SH. J Pharmacol Chemother 1965;24:163.
9) Conn JW. J Lab Clin Med 1955;45:661.
10) Gross F. Klin Wochenschr 1958;36:693.
11) Laragh JH, et al. Ann Intern Med 1960;53:259.
12) Kaplan NM, et al. Kaplan's Clinical Hypertension. 11th ed. Wolters Kluwer / LWW; 2015. p.80.
13) Frederick M, et al. JAMA 1920;74:652.
14) 藤田敏郎．食塩と高血圧．ライフ・サイエンス；1984.
15) Stamler J, et al. J Hum Hypertens 2003;17:655.
16) 厚生労働省．平成 29 年 国民健康・栄養調査結果の概要．https://www.mhlw.go.jp/content/10904750/000351576.pdf (2020 年 6 月 25 日閲覧)
17) Intersalt Cooperative Research Group. BMJ 1988;297:319.
18) He J, et al. Am J Epidemiol 1991;134:1085.
19) Meneely GR, et al. J Nutr 1952;48:489.
20) Dahl LK, et al. J Exp Med 1962;115:1173.
21) Tobian L, et al. Hypertension 1979;1:316.
22) Oliver WJ, et al. Circulation 1975;52:146.
23) Mu SY, et al. Nat Med 2011;17:573.
24) Jose PA, et al. Curr Opin Nephrol Hypertens 2015;24:403.
25) Wise IA, et al. Int J Mol Sci 2016;17:451.
26) Melander O, et al. J Hypertens 2007;25:619.
27) Weinberger MH. Hypertension 1996;27:481.
28) Schmidlin O, et al. Hypertension 2007;50:1085.
29) Guyton AC, et al. Am J Med 1972;52:584.
30) Guyton and Hall Textbook of Medical Physiology, 12th ed. CHAPTER 19. Role of the Kidneys in Long-Term Control of Arterial Pressure and in Hypertension: the integrated system for arterial pressure regulation. Elsevier; 2010.
31) Fukuda M, et al. Chronobiol Int 2012;29:1412.
32) Tobian L, et al. Am J Physiol 1969;216:22.
33) Edmondson RP, et al. Lancet 1975;1:1003.
34) Haddy FJ, et al. Life Sci 1976;19:935.
35) Stolarz-Skrzypek K, et al. JAMA 2011;305:1777.
36) O'Donnell MJ, et al. JAMA 2011;306:2229.
37) Go AS, et al. Circulation 2014;129:e28.
38) Wilson TW, et al. Hypertension 1991;17:I122.
39) Mente A, et al. Lancet 2018;392:496.
40) He FJ, et al. Prog Cardiovasc Dis Mar-2010;52:363.
41) Merino J, et al. Am J Clin Nutr 2015;101:440.
42) Cook NR, et al. J Am Coll Cardiol 2016;68:1609.
43) Julius S, et al. J Hypertens 1991;9:77.
44) Lohmeier TE, et al. Hypertension 2004;43:306.
45) Julius H. Comroe Jr. 続 医学を変えた発見の物語．諏訪邦夫訳 . 中外医学社；1998, p.259.

[第 4 章　降圧薬開発の歴史]

1) 藏本築 (監)．臨床高血圧の 100 年—過去からみえてくる未来．ライフサイエンス出版；1997.

2) 西川義方ほか. 内科診療の実際 新訂第 53 版. 南山堂；1951.

3) Ernst ME, et al. Hypertension 2006;47:352.

4) 村上元孝ほか. 医学のあゆみ 1982;122:1010.

5) Olde Engberink RH, et al. Hypertension 2015;65:1033.

6) Chen P, et al. Am J Hypertens 2015;28:1453.

7) Beckett NS, et al. N Engl J Med 2008;358:1887.

8) SHEP Cooperative Research Group. JAMA 1991;265:3255.

9) ALLHAT Officers and Coordinators for the ALLHAT Collaborative Research Group. JAMA 2002;288:2981.

10) SPRINT research group, et al. N Engl J Med 2015;373:2103.

11) Waagstein F, et al. Br Heart J 1975;37:1022.

12) Packer M, et al. N Engl J Med 1996;334:1349.

13) The Cardiac Insufficiency Bisoprolol Study II (CIBIS-II): a randomised trial. Lancet 1999;353:9.

14) Hjalmarson A, et al. JAMA 2000;283:1295.

15) Hori M, et al. Am Heart J 2004;147:324.

16) Dahlöf B, et al. Lancet 2002;359:995.

17) Pitt B, et al. N Engl J Med 1999;341:709.

18) Zannad F, et al; EMPHASIS-HF Study Group. N Engl J Med 2011;364:11.

19) Murakami M, et al. Jpn Heart J 1972;13:128.

20) Kuwajima I, et al. Jpn Heart J 1978;19:455.

21) Psaty BM, et al. JAMA 1995;274:620.

22) Furberg CD, et al. Circulation 1995;92:1326.

23) Staessen JA, et al. Lancet 1997;350:757.

24) Gong L, et al. J Hypertens 1996;14:1237.

25) Hashimoto K, et al. Arzneimittelforschung 1972;22:15.

26) Julius S, et al. Lancet 2004;363:2022.

27) Tigerstedt R. et al. Scand Arch Physiol 1898;8:223.

28) Ferreira SH. J Pharmacol Chemother 1965;24:163.

29) Ondetti MA, et al. Biochemistry 1971;10:4033.

30) Ondetti MA, et al. Science 1977;196:441.

31) Heart Outcomes Prevention Evaluation Study Investigators. N Engl J Med 2000;342:145.

32) Sesoko S, et al. Arch Intern Med 1985;145:1524.

33) Taguma Y, et al. N Engl J Med 1985;313:1617.

34) Braunwald E, et al. N Engl J Med 2004;351:2058.

35) The ONTARGET investigators, et al. N Engl J Med 2008;358:1547.

36) Telmisartan Randomised AssessmeNt Study in ACE iNtolerant subjects with cardiovascular Disease (TRANSCEND) Investigators, et al. Lancet 2008;372:1174.

［第 5 章 ARB ─狂騒の果てに］

1) Parving HH, et al; Irbesartan in Patients with Type 2 Diabetes and Microalbuminuria Study Group. N Engl J Med 2001;345:870.

2) 桑島巖. 赤い罠：ディオバン臨床研究不正事件. 日本医事新報社；2016.

3) Mochizuki S, et al. Lancet 2007;369:1431.（Retraction）

4) Sawada T, et al. Eur Heart J 2009;30:2461.（Retraction）

5) 中央社会保険医療協議会. ディオバン及びその類似薬の薬価と販売額の推移等について. 平成 26 年 9 月 10 日. https://www.mhlw.go.jp/file/05-Shingikai-12404000-Hokenkyoku-Iryouka/0000057385.pdf（2020 年 8 月 6 日閲覧）

6) Yui Y. Lancet 2012;379:e48.

7) Ogihara T, et al. Hypertension 2008;51:393.

［第 6 章 高齢者高血圧，下げるべきか─大規模臨床試験による検証の時代］

1) 蔵本築（編）. 老年者高血圧─評価と治療. メディカルトリビューン；1985.

2）日本高血圧学会高血圧治療ガイドライン作成委員会（編）．高血圧治療ガイドライン 2000 年版．日本高血圧学会；2000．

3）藏本築ほか．内科 1988;62:830.

4）Multiple risk factor intervention trial research group. JAMA 1982;248:1465.

5）Vasan RS, et al. N Engl J Med 2001;345:1291.

6）Asayama K, et al. Stroke 2004;35:2356.

7）Effects of treatment on morbidity in hypertension: results in patients with diastolic blood pressures averaging 115 through 129 mmHg. JAMA 1967;202:1028.

8）Effects of treatment on morbidity in hypertension. II: results in patients with diastolic blood pressure averaging 90 through 114 mm Hg. JAMA 1970;213:1143.

9）MEDICAL RESEARCH COUNCIL WORKING PARTY. Br Med J (Clin Res Ed) 1985;291:97.

10）Amery A, et al. Lancet 1985;1:1349.

11）Kuramoto K, et al. Jpn Circ J 1981;45:833.

12）SHEP cooperative research group. JAMA 1991;265:3255.

13）Dahlöf B, et al. Lancet 1991;338:1281.

14）堀正二，桑島巌．メガトライアルから学ぶ循環器疾患の治療—Evidence から Practice へ．先端医学社；1999. p.272.

15）Gong L, et al. J Hypertens 1996;14:1237.

16）Staessen JA, et al. Lancet 1997;350:757.

17）National Intervention Cooperative Study in Elderly Hypertensives Study Group. Hypertension 1999;34:1129.

18）藏本築．老年医学への道．朝日出版サービス：1996．

19）Perry HM Jr, et al. JAMA 2000;284:465.

20）Beckett NS, et al. N Engl J Med 2008;358:1887.

21）JATOS Study Group. Hypertens Res 2008;31:2115.

22）Ogihara T, et al. Hypertension 2010;56:196.

23）SPRINT Research Group. N Engl J Med 2015;373:2103.

24）Mancia G, et al. J Hypertens 2009;27:2121.

25）Zinman B, et al. N Engl J Med 2015;373:2117.

26）Williamson JD, et al. JAMA 2016;315:2673.

27）SPRINT MIND Investigators for the SPRINT Research Group. JAMA 2019;321:553.

28）SPRINT MIND Investigators for the SPRINT Research Group. JAMA 2019;322:524.

29）Hughes D, et al. JAMA 2020;323:1934.

30）Beddhu S, et al. Circulation 2018;137:134.

31）Sheppard JP, et al. JAMA 2020;323:2039.

32）Kario K, et al. Hypertension 2015;65:729.

[第 7 章　高血圧治療ガイドラインの変遷]

1）Kannel WB, et al. JAMA 1970;214:301.

2）Effects of treatment on morbidity in hypertension. Results in patients with diastolic blood pressures averaging 115 through 129 mm Hg. JAMA 1967;202:1028.

3）Report of the Joint National Committee on Detection, Evaluation, and Treatment of High Blood Pressure. A cooperative study. JAMA 1977;237:255.

4）Effects of treatment on morbidity in hypertension. II. Results in patients with diastolic blood pressure averaging 90 through 114 mm Hg. JAMA 1970;213:1143.

5）The 1980 report of the Joint National Committee on Detection, Evaluation, and Treatment of High Blood Pressure. Arch Intern Med 1980;140:1280.

6）Kotchen TA. Am J Hypertens 2014;27:765.

7）The 1984 Report of the Joint National Committee on Detection, Evaluation, and Treatment of High Blood Pressure. Arch Intern Med 1984;144:1045.

8）Amery A, et al. Lancet 1985;1:1349.

9）Kuramoto K, et al. Jpn Heart J 1981;22:75.

10) The 1988 report of the Joint National Committee on Detection, Evaluation, and Treatment of High Blood Pressure. Arch Intern Med 1988;148:1023.

11) The fifth report of the Joint National Committee on Detection, Evaluation, and Treatment of High Blood Pressure (JNC V). Arch Intern Med 1993;153:154.

12) SHEP cooperative research group. JAMA 1991;265:3255.

13) The sixth report of the Joint National Committee on prevention, detection, evaluation, and treatment of high blood pressure. Arch Intern Med 1997;157:2413.

14) Chobanian AV, et al. JAMA 2003;289:2560.

15) Staessen JA, et al. Lancet 1997;350:757.

16) Blood Pressure Lowering Treatment Trialists' Collaboration. BMJ 2008;336:1121.

17) Gelatic R. JAAPA 2014;27:15.

18) James PA, et al. JAMA 2014;311:507.

19) JATOS Study Group. Hypertens Res 2008;31:2115.

20) Ogihara T, et al. Hypertension 2010;56:196.

21) SPRINT Research Group. N Engl J Med 2015;373:2103.

22) Whelton PK, et al. Hypertension 2018;71:e13.

23) WHO Expert Committee on Arterial Hypertension and Ischaemic Heart Disease & World Health Organization. Arterial hypertension and ischaemic heart disease: preventive aspects, report of an expert committee [meeting held in Geneva from 16 to 23 October 1961]. World Health Organization. 1962. https://apps.who.int/iris/handle/10665/40521 (2020 年 8 月 28 日閲覧)

24) WHO Expert Committee on Arterial Hypertension & World Health Organization. Arterial hypertension: report of a WHO expert committee [meeting held in Geneva from 13 to 21 March 1978]. World Health Organization. 1978. https://apps.who.int/iris/handle/10665/41632 (2020 年 8 月 28 日閲覧)

25) Guidelines Sub-Committee. J Hypertens 1993;11:905.

26) WHO Expert Committee on Hypertension Control (1994 : Geneva, Switzerland) & World Health Organization. Hypertension control: report of a WHO expert committee. World Health Organization. 1996. https://apps.who.int/iris/handle/10665/38276 (2020 年 8 月 28 日閲覧)

27) Guidelines Subcommittee. J Hypertens 1999;17:151.

28) Whitworth JA, World Health Organization, International Society of Hypertension Writing Group. J Hypertens 2003;21:1983.

29) Guidelines Committee. J Hypertens 2003;21:1011.

30) Mancia G, et al. Eur Heart J 2013;34:2159.

31) Cruickshank JM, et al. Lancet 1987;1:581.

32) Hansson L, et al. Lancet 1998;351:1755.

33) Williams B, et al. Eur Heart J 2018;39:3021.

34) Treating mild hypertension. Report of the British Hypertension Society working party. BMJ 1989;298:694.

35) Sever P, et al. BMJ 1993;306:983.

36) Ramsay L, et al. J Hum Hypertens 1999;13:569.

37) Williams B, et al. J Hum Hypertens 2004;18:139.

38) The National Institute for Health and Care Excellence. Hypertension in adults: diagnosis and management. NICE guideline [NG136]. 2019. https://www.nice.org.uk/guidance/ng136/chapter/Recommendations (2020 年 8 月 28 日閲覧)

39) 日本高血圧学会高血圧治療ガイドライン作成委員会. 高血圧治療ガイドライン 2000 年版；2000.

40) 日本高血圧学会高血圧治療ガイドライン作成委員会. 高血圧治療ガイドライン 2004 年版. ライフサイエンス出版；2004.

41) Ogihara T, et al. Hypertension 2008;51:393.

42) 日本高血圧学会高血圧治療ガイドライン作成委員会. 高血圧治療ガイドライン 2009 年版. ライフサイエンス出版；2009.

43) 日本高血圧学会高血圧治療ガイドライン作成委員会. 高血圧治療ガイドライン 2014 年版. ライフサイエンス出版；2014.

44) 日本高血圧学会高血圧治療ガイドライン作成委員会．高血圧治療ガイドライン 2019 年版．ライフサイエンス出版；2019．

[第 8 章　Out-of-Office BP（診察室外血圧）—高血圧は "点" から "線" へ]

1) 大岩孝誌ほか．"家庭血圧" の臨床医学的意義（その心身医学的立場からの考察）．精神身体医学 1975;15:367.
2) 土屋雅之ほか．家庭血圧と病院外来血圧との相違．心臓 1981;13:556-67.
3) Pickering TG, et al. JAMA 1988;259:225.
4) Kuwajima I, et al. Hypertension 1993;22:826.
5) Pickering TG, et al. Hypertension 2002;40:795.
6) Bobrie G, et al. JAMA 2004;291:1342.
7) Shimada K, et al. Hypertension 1990;16:692.
8) Kuwajima I, et al. Am Heart J 1992;123:1307.
9) Rose M, et al. Am J Hypertens 1990;3:151.
10) Uzu T, et al. Circulation 1999;100:1635.
11) Fagard RH, et al. Hypertension 2008;51:55.
12) Yang WY, et al. JAMA 2019;322:409.
13) Jordan AS, et al. Lancet 2014;383:736.
14) Kario K, et al. Hypertension 1996;27:130.
15) Hiestand DM, et al. Chest 2006;130:780.
16) Martínez-García MA, et al. JAMA 2013;310: 2407.
17) Warchol-Celinska E, et al. Hypertension 2018;72:381.
18) Harada K, et al. Hypertens Res 2006;29:969.
19) Belkic KL, et al. Adv Psychosom Med 2001;22:116.
20) Timio M, et al. Hypertension 1988;12:457.
21) Yang H, et al. Hypertension 2006;48:744.
22) Deyanov C, et al. Rev Environ Health 1994;10:47.

[第 9 章　難治性高血圧へのあくなき挑戦—電気治療からデバイス治療まで]

1) A century of arterial hypertension, 1896-1996. Nicolas Postel-Vinay ed. ; In collaboration with the International Society of Hypertension ; translated by Richard Edelstein and Christopher Coffin. New York : Wiley; 1997.
2) Page IH, et al. Mod Concepts Cardiovasc Dis 1949;18:51.
3) Gaskell WH. The Origin of Vertebrates. London: Longmans, Green; 1908.
4) Leriche R, et al. Basis of physiological surgery: an essay on the vegetative life of tissue. Paris: Masson; 1933.
5) Rowntree LG. JAMA 1925;5:959.
6) Peet MM. N Engl J Med 1947;236:270.
7) Martin EA, et al. Curr Cardiol Rep 2011;13:86.
8) Mohaupt MG, et al. Hypertension 2007;50:825.
9) Bisognano JD, et al. J Am Coll Cardiol 2011;58:765.
10) Bakris G, et al. J Am Soc Hypertens 2014;8:127.
11) News release: CVRx® Granted Humanitarian Device Exemption Approval from FDA for Barostim neo legacy™ Hypertension Therapy Device. https://www.cvrx.com/cvrx-granted-humanitarian-device-exemption-approval-from-fda-for-barostim-neo-legacy-hypertension-therapy-device/ （2021 年 1 月 30 日閲覧）
12) Krum H, et al. Lancet 2014;383:622.
13) Symplicity HTN group. Lancet 2010;376:1903.
14) Bhatt DL, et al. N Engl J Med 2014;370:1393.
15) Kario K, et al. Circ J 2015;79:1222.
16) Townsend RR, et al. Lancet 2017;390:2160.
17) Böhm M, et al. Lancet 2020;395:1444.

[第 10 章　二次性高血圧]
1) Conn JW, et al. Trans Assoc Am Physicians 1955;68:215.
2) Simpson SA, et al. Experientia 1953;9:333.
3) Deane HW, et al. Endocrinology 1948;43:133.
4) Simpson SA, et al. Helv Chim Acta 1954;37:1163.
5) Williams JS, et al. J Clin Endocrinol Metab 2003;88:2364.
6) Monticone S, et al. J Am Coll Cardiol 2017;69:1811.
7) Kaplan NM, et al. Kaplan's Clinical Hypertension, 11th ed. Wolters Kluwer; 2015. p.320.
8) Young WF. Clin Endocrinol (Oxf) 2007;66:607.
9) Furuta N, et al. Hinyokika Kiyo 2013;59:225.
10) Sechi LA, et al. JAMA 2006;295:2638.
11) Sugrue C. Med Phys J 1800;4:228.
12) Cronin C. Ir J Med Sci 2008;177:171.
13) Fränkel F. Arch Pathol Anat Physiol Klin Med 1886;103:244.
14) Cushing H. J Nerv Ment Dis 1906;33:704.

[第 11 章　高血圧心から心不全まで―避けられない結末をどうする]
1) Ang D, et al. J Hum Hypertens 2008;22:460.
2) Kuwajima I, et al. Am Heart J 1992;123:1307.
3) Bang CN, et al. J Hypertens 2013;31:2060.
4) Lam CS, et al. Circulation 2007;115:1982.
5) Levy D, et al. JAMA 1996;275:1557.
6) Vasan RS, et al. Arch Intern Med 1996;156:1789.
7) Lam CSP, et al. Eur Heart J 2018;39:2780.
8) Iriarte M, et al. Eur Heart J 1993;14 Suppl J:95.
9) Gandhi SK, et al. N Engl J Med 2001;344:17.
10) Suzuki Y, et al. J Hypertens 1992;10:173.
11) Elgendy IY, et al. Am J Med 2019;132:692.
12) Krakoff LR. J Clin Hypertens 2013;15:705.
13) Ponikowski P, et al. Eur Heart Fail 2016;18:891.
14) Reddy YNV, et al. Circulation 2018;138:861.
15) Gerdts E, et al. Eur J Echocardiogr 2008;9:809.
16) Tappo RJ, et al. J Am Coll Cardiol 2010;55:1875.
17) Messerli FH, et al. JACC Heart fail 2017;5:543.
18) Cleland JG, et al. Eur Heart J 2006;27:2338.
19) Yusuf S, et al. Lancet 2003;362:777.
20) Massie BM, et al. N Engl J Med 2008;359:2456.
21) Solomon SD, et al. N Engl J Med 2019;381:1609.
22) McMurray JJ, et al. N Engl J Med 2014;371:993.
23) Packer M, et al. Circulation 2015;131:54.
24) Zinman B, et al. N Engl J Med 2015;373:2117.
25) Lan NSR, et al. ESC Heart Fail 2019;6:927.
26) Soga F, et al. Cardiovasc Diabetol 2018;17:132.
27) Matsutani D, et al. Cardiovasc Diabetol 2018;17:73.
28) Anker SD, et al. Eur J Heart Fail 2019;21:1279.
29) Conen D, et al. Circulation 2009;119:2146.
30) Grundvold I, et al. Hypertension 2012;59:198.
31) Lip GY, et al. Eur Heart J 2007;28:752.
32) Patel N, et al. Ann Noninvasive Electrocardiol 2017;22:1.
33) Chen SC, et al. Am J Hypertens 2016;29:348.
34) Chamberlain AM, et al. Heart Rhythm 2017;14:791.
35) Soliman EZ, et al. Hypertension 2020;75:1491.
36) Rahman F, et al. Hypertension 2016;68:597.

37）Toyoda K, et al. Stroke 2010;41:1440.

［第 12 章　脳卒中と血圧管理］
1）厚生労働省．心疾患−脳血管疾患死亡統計の概況　人口動態統計特殊報告．https://www.
mhlw.go.jp/toukei/saikin/hw/jinkou/tokusyu/sinno05/5.html#5-2（2021 年 1 月 22 日閲覧）
2）大友英一ほか．臨床医薬 1991;7:353.
3）日本脳卒中学会 脳卒中ガイドライン委員会（編）．脳卒中治療ガイドライン 2015．協和企画；2015．
4）Shuaib A, et al. N Engl J Med 2007;357:562.
5）Rothstein JD. Cell 2017;171:725.
6）Ma H, et al. N Engl J Med 2019;380:1795.
7）Campbell B, et al. Lancet 2019;394:139.
8）日本脳卒中学会 脳卒中治療ガイドライン 2015［追補 2017］委員会（編）．脳卒中治療ガイドライン
2015［追補 2017］．協和企画；2017．
9）Yong M, et al. Cerebrovasc Dis 2007;24:349.
10）He J, et al. JAMA 2014;311:479.
11）脳卒中合同ガイドライン委員会．脳卒中治療ガイドライン 2009．協和企画；2009．
12）日本高血圧学会高血圧治療ガイドライン作成委員会．高血圧治療ガイドライン 2014 年版．ライフ
サイエンス出版；2014．
13）桑島巌．高血圧の常識はウソばかり．朝日新聞出版；2007．
14）PROGRESS Collaborative Group. Lancet 2001;358:1033.
15）Arima H, et al. J Hypertens 2006;24:1201.
16）Ovbiagele B, et al. JAMA 2011;306:2137.
17）日本高血圧学会高血圧治療ガイドライン作成委員会．高血圧治療ガイドライン 2019 年版．ライフ
サイエンス出版；2019．
18）Toyoda K, et al. Stroke 2008;39:1740.

索 引

あとがき
―常識についての一考察

　2020 年は新型コロナウイルスに明け，新型コロナウイルスに終わった一年であった。まさに日本人，いや人類にとっても最悪の厄年であり，ウイルスの怖さを思い知らされた一年でもあった。本誌が発行される頃にはコロナ禍は終息の兆しがみえ始めていることを切に願う。

　長い自粛生活のなかで，私自身にとっていくつかの収穫もあった。一つはたくさんの本を読めたことである。実家の古い本棚に眠っていた世界文学全集のなかから，『カラマーゾフの兄弟』，『罪と罰』，『アンナ・カレーニナ』など，若い頃途中で挫折した本を読み直すことができ，また，三国志などの中国古典やフランス革命についての本など東西の歴史本を読み漁った。

　それらの本のなかで，本書のタイトルにある"常識・非常識"というものについて考えさせられる我が意を得た下記のような言葉があったので紹介したい。

――大抵の新発見というものは，体系づけられた学問の常識には当てはまらないところにある。学問の常識に浸ることで見えなくなることもある。
　　上原善広 著『発掘狂騒史：「岩宿」から「神の手」まで』（新潮文庫）より

――これが当たり前だと思うと，そこから先を考えようとしなくなる。そしていつしか，それが皆に通じる認識となり「常識」となって，思考を停止させる。
　　伊東潤 著『天地雷同』（角川文庫）より

――偉大な行為で，それが初めて企てられる時，「極端」と思われないものがあろうか。それが成し遂げられてはじめて，俗人達に可能なことが分かってくる。
　　スタンダール 著『赤と黒』（河出書房）より

科学の発展を振り返ってみても，ガリレオの地動説，ニュートンの重力，アインシュタインの相対的理論など，それまで当たり前といわれていたこと，あるいは常識と考えられていたことに抗した結果，新事実として生まれたものである。

　これから医学研究に取り組みたいと考えている若い読者には，臨床のなかから疑問や不思議に思っていたことがあればぜひ挑戦してもらいたい。そして上司や同僚にその考えを相談したときに「そんなことは当たり前だよ」，「すでにその分野の研究はやり尽くされていているよ」などと言われたら，そのときがチャンスである。当たり前に挑戦する好奇心のなかにこそ新しい発見がある。

＊　＊　＊

　筆者が高血圧に携わったのは，卒業後2年間の研修を終え，当時の東京都養育院附属病院（1986年に東京都老人医療センターに改名，2009年に東京都健康長寿医療センターとなる）に勤務してまもなくの1973年であった。養育院附属病院は高齢者の高度医療の専門病院として，前年の1972年に発足したばかりであったが，当時学園紛争で混乱のさなかにあった全国の大学病院を離れて，医学研究に専念したいという若い精鋭が集う梁山泊として，臨床に研究に活気溢れる雰囲気のなかに迷い込んだのが筆者である。

　就任早々，当時はまったく未開拓の分野であった高齢者（当時は老人と呼ばれていた）の高血圧について研究するようにと，上司の上田慶二先生（故人）から言われた。爾来，村上元孝先生（故人），藏本築先生，小澤利男先生などの優れた先生方の驥尾に付して，どうにか今日に至ることができた。また，多くの優れた人たちを部下にもつことができたことも幸運であった。ここにあらためて感謝の意を表したい。

＊　＊　＊

自粛生活においてもう一つの成果は，本書を執筆する時間が十二分にもてたことである。

　3年ほど前にライフサイエンス出版の須永社長から，25年前に出版した『臨床高血圧の100年―過去からみえてくる未来』に掲載されている内容を若い研究者達にもぜひ知ってもらいたい。そこで，高血圧の発展に加えて，その後の四半世紀の進歩について執筆してはどうかとの打診があった。その臨床高血圧という多岐にわたる膨大な歴史と展望を一人で執筆するのはかなり重荷であり，筆を起こすまでには時間がかかった。しかし，コロナ禍で時間ができると文献や資料の収集もはかどり，一気に筆も進むようになった。

　いつもならば編集者からの催促でようやく重い腰をあげ執筆するはずの私が，今回は先んじて禿筆を送信し，編集担当の松本卓子氏に逆に催促する形となりご迷惑をおかけしたのではないかと思っている。あらためて両氏に感謝の意を表します。また，校正をお手伝いしていただいた櫛田由佳医師と，文献収集にご協力いただいた東京都健康長寿医療センター老年学情報センターのスタッフの方々に心から感謝いたします。

　　2021年2月

　　　　　　　　　　　　　　　　　　　　　　桑島　巖

著者紹介

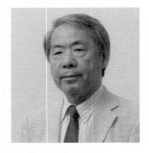

桑島　巖（くわじま いわお）

NPO 法人 臨床研究適正評価教育機構（J-CLEAR）理事長
東京都健康長寿医療センター 顧問
東都クリニック 高血圧専門外来

学歴と職歴

昭和 46 年	3 月	岩手医科大学医学部卒業
48 年	5 月	東京都養育院附属病院 循環器科勤務
55 〜 57 年		米国ニューオリンズオクスナー研究所留学（Dr. Frohlich に師事）
61 年	4 月	組織改正に伴い東京都老人医療センターに名称変更
63 年	4 月	循環器科医長
平成 9 年	7 月	循環器科部長
15 年	11 月	東京医科大学 兼任教授
17 年	4 月	同センター 副院長
21 年	4 月	組織改正により東京都健康長寿医療センター 副院長
21 年	9 月	NPO 法人臨床研究適正評価教育機構 理事長就任
24 年	4 月	東京都健康長寿医療センター 顧問

資　格

昭和 46 年 6 月　医師免許取得

昭和 54 年 2 月　博士号取得（老年者高血圧における Hyperkinetic heart syndrome）

専門領域

高齢者高血圧，血圧日内変動，高血圧性心疾患，大規模臨床試験の評価

学会職歴

日本循環器学会（元 評議員），日本高血圧学会（功労会員），日本心臓病学会（元 FJCC）

著　書

専門家向け；血圧変動の臨床（新興医学出版社，1994 年），家庭血圧管理術（日本医事新報社，2008 年），赤い罠―ディオバン臨床研究不正事件（日本医事新報社，2016 年）（2017 年日本ジャーナリスト協会大賞受賞）など多数

一般向け；高血圧の常識はウソばかり（朝日新聞出版，2007 年），血管を強くする 23 の習慣（中経出版，2014 年），血圧が下がる本（同文書院，2018 年）など多数

テレビ出演

ためしてガッテン，たけしの家庭の医学，NHK あさイチ，など多数

一般向けセミナー講師

朝日カルチャーセンター（新宿，名古屋，大阪，藤沢，横浜，立川など）

高血圧 変わる常識・変わらぬ非常識

臨床高血圧の 125 年

2021 年 4 月 3 日発行

著　者　桑島　巖

発行者　須永光美

発行所　ライフサイエンス出版株式会社
　　　　〒 105-0014　東京都港区芝 3-5-2
　　　　TEL：03-6275-1522　FAX：03-6275-1527
　　　　http://www.lifescience.co.jp/

印刷所　三報社印刷株式会社

Printed in Japan
ISBN 978-4-89775-430-7 C3047
© ライフサイエンス出版 2021

お願い

本書籍の印税は全額，NPO 法人臨床研究適正評価教育機構に寄付します。
当機構は，医薬品や医療機器に対する論文の中立的で公平な評価と医療研究者への適正な見方，考え方について教育するという理念のもとで運営しております。しかし昨今，当機構も賛助会員の減少などにより活動基金が乏しくなっております。
つきましては，当機構の主旨にご賛同いただき，寄付あるいは賛助会員加入を募っておりますので，よろしくお願いいたします。

臨床研究適正評価教育機構 理事長　桑島巖

年会費　個人会員 3000 円　賛助会員 一口 10 万円（一口以上）
ご寄付　任意

申し込み先
〒160-0008　東京都新宿区四谷三栄町 2 番 14 号　四ッ谷ビジネスガーデン
NPO 法人臨床研究適正評価教育機構　事務局

電話　03-3358-1926　　FAX　03-3358-1954
ホームページ　http://j-clear.jp

振込先
●みずほ銀行　大山支店（店番 628）
普通口座　口座番号　1116981
特定非営利活動法人臨床研究適正評価教育機構
トクヒ）リンショウケンキユウテキセイヒヨウカキヨウイクキコウ

●郵便振替
振替口座：00100-3-485396
他金融機関からの振込用口座：当座：〇一九店　485396
NPO 法人臨床研究適正評価教育機構
トクヒ）リンショウケンキユウテキセイヒヨウカキヨウイクキコウ